DR. MED. JERZY DYCZYNSKI
ANGELA RUDHART-DYCZYNSKI

Sanfte Heilmassage für Kinder

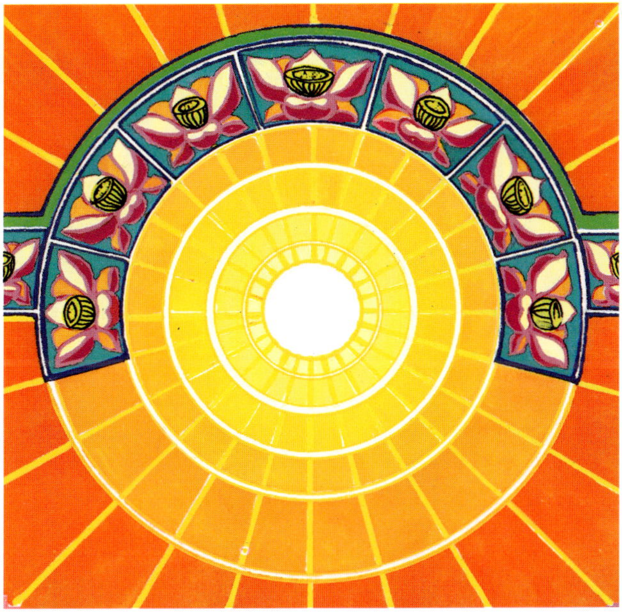

VERLAG PETER ERD MÜNCHEN

Die in diesem Buch aufgeführten Ratschläge wurden von Autor und Verlag sorgfältig geprüft.
Eine Garantie bzw. Haftung kann jedoch nicht übernommen werden.

2. Auflage 1999
Umschlaggestaltung:
Lektorat, Gesamtgestaltung, DTP: Ulrich Ehrlenspiel
Illustrationen: Angela Rudhart-Dyczynski
Fotos: Jerzy Dyczynski

ISBN 3-8138-0438-0

Inhalt

Für unsere Tochter Fatima

Vorwort

Die Massage ist in der Traditionellen Chinesischen Medizin als »An« (Pressen), »Mo« (Drehen), »Tui« (Drücken) und »Na« (Schieben) bekannt und gehört zu deren wichtigsten Therapieformen. Auch sie gründet sich auf die Theorie des Yin und Yang, der Lebensenergie (Chi), den Energiebahnen (Meridiane) und Energiepunkten (Akupunkturpunkten). Diese Begriffe wurden vor über 2000 Jahren, in der Zeit des legendären Gelben Kaisers, von Ärzten der Traditionellen Chinesischen Heilkunde geprägt. Und so finden wir diese Massage bereits im Nei Ching, dem klassischen Buch des Gelben Kaisers von der Inneren Medizin, erstmals erwähnt.

Die Heilmassage für Kinder ist ein Spezialgebiet der *An Mo Tui Na*. Das erste Buch, das sich allein mit der Massage für Kinder beschäftigte, entstand zu Beginn des 17. Jahrhunderts, während der Ming-Dynastie. Seitdem erschienen in China, aber auch in anderen Ländern, mehrere Fach- und Handbücher zu diesem Thema. Das nun vorliegende Buch bereichert die schon vorhandene Literatur zur Massage für Kinder erheblich, besonders was die klinische Praxis betrifft.

Ganz richtig ist dieses Buch als *sanfte* Heilmassage für Kinder betitelt: Die Tatsache, daß das meridiane System von Kindern noch nicht voll entwickelt und daher weitaus empfindlicher als das der Erwachsenen ist, verlangt von uns ein besonderes Feingefühl. Kinder haben darüber hinaus einen sehr viel schnelleren Stoffwechsel, ihr Chi ist sensitiver und leichter anzusprechen als bei Erwachsenen. Die Massage für Kinder konzentriert sich auf die Hände, nicht nur auf die des Therapeuten, sondern auch auf die der kleinen Patienten. Die Traditionelle Chinesische Medizin schätzt die Hand als Mittel der Diagnose und der Behandlung, da sie als Mikrosystem den gesamten menschlichen Körper repräsentiert.

Der Therapeut benutzt die linke Hand, um das Kind zu halten, während er mit seiner rechten Hand die jeweiligen Energiepunkte der Hände (dies ist besonders wirksam bei

Kindern unter sechs Jahren) oder des Körpers massiert. Der Therapeut muß Freundlichkeit ausstrahlen, und seine Berührung muß sanft, langsam und zart sein. Die häufigste Massagetechnik ist ein direktes Pressen, wobei der Masseur den Akupunkt mit der Daumenkuppe oder der Fläche von Zeige- und Mittelfinger drückt. Man kann zahlreiche andere Techniken anwenden, wie zum Beispiel Pressen und Klopfen. Auch kann man Hilfsmittel wie Wintergrünöl oder Ingwersaft verwenden.
Heilmassage für Kinder hilft bei einer Reihe von Krankheitsbildern, unter anderem bei inneren Störungen, Traumen, Erkrankungen der Augen sowie im Hals-, Nasen- und Ohrenbereich.
Bei akuten Infektionskrankheiten ist von der Massage abzusehen. Kinder lieben die Heilmassage, weil sie ihnen ein wohliges Gefühl gibt und sie sich dabei rundum entspannen können. Es ist durchaus möglich, daß ein Kind während der Massage in einen gesunden, ruhigen Schlaf fällt.
Das vorliegende Buch ist eine gut geschriebene, umfassende Darstellung dieser sanften Kunst, dieser wertvollen Perle in der Schatztruhe der Traditionellen Chinesischen Medizin. Eine seiner großen Stärken liegt darin, daß es auf Erfahrungen aus dem Klinikalltag beruht – gewonnen in der Familienklinik Feldberg im Schwarzwald. Darüber hinaus enthält es hervorragende Illustrationen der wichtigsten Techniken und Stimulationsbereiche. Es ist eine sehr wertvolle Ergänzung meiner medizinischen Bibliothek, und ich kann es ohne zu zögern Familientherapeuten, Kinderärzten, Gesundheitsspezialisten und natürlich den Eltern der Kinder empfehlen, deren Gesundheit und Lebensqualität durch die beschriebenen Techniken sicherlich verbessert wird.

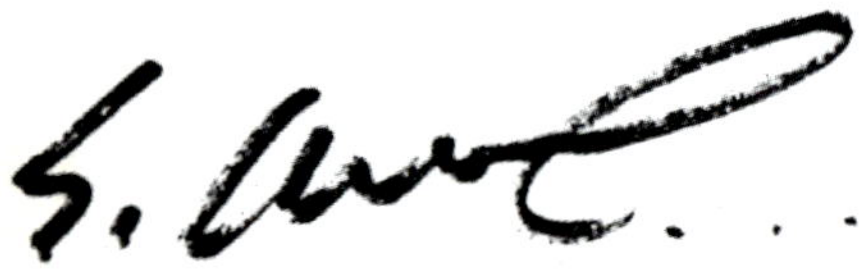

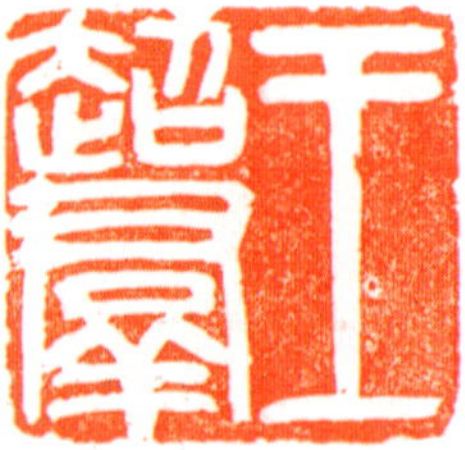

Steven KH Aung, MD
Professor an der medizinischen
und familienmedizinischen Abteilung
der Universität von Alberta
Präsident der World Medicine
Foundation

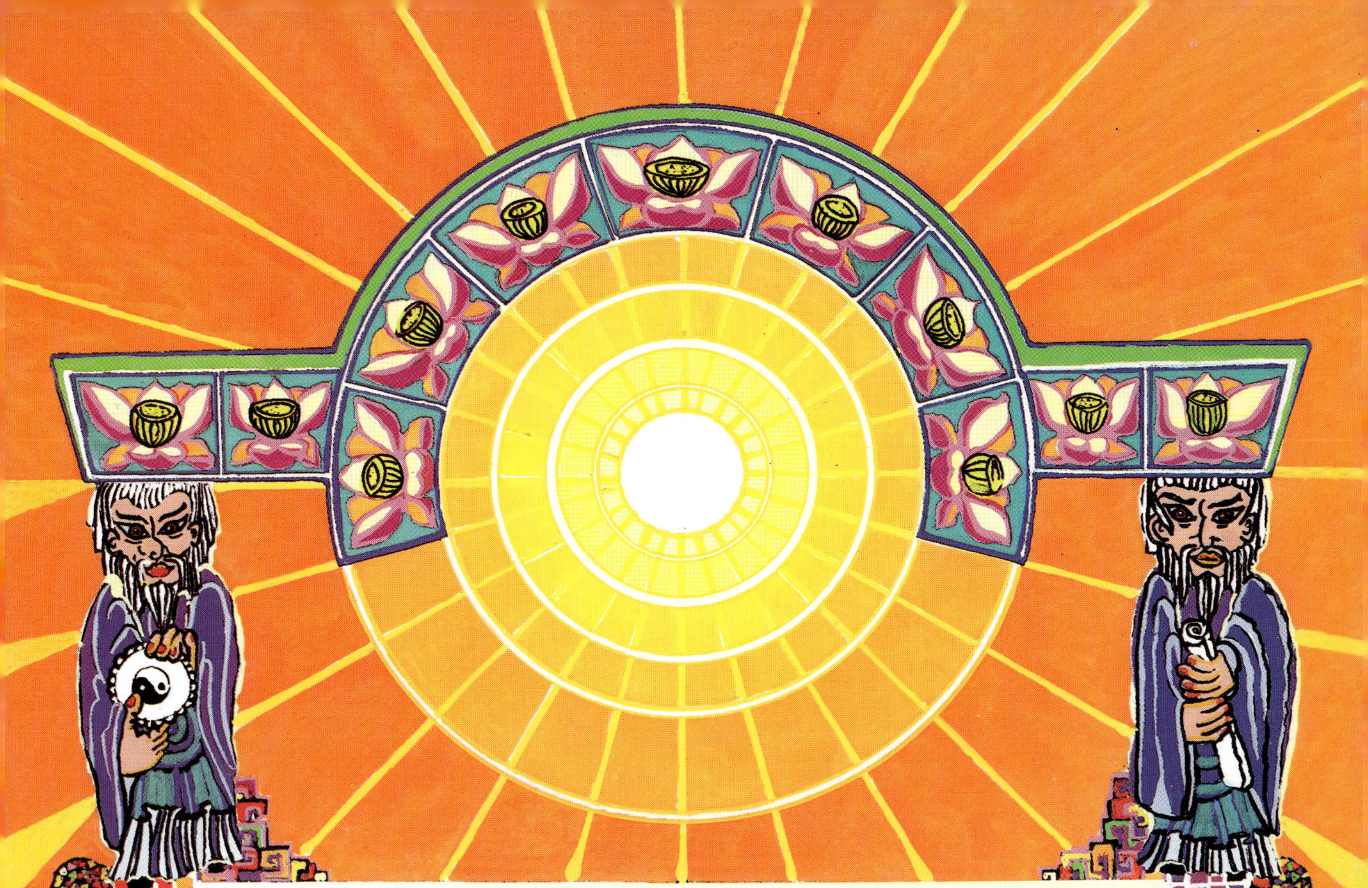

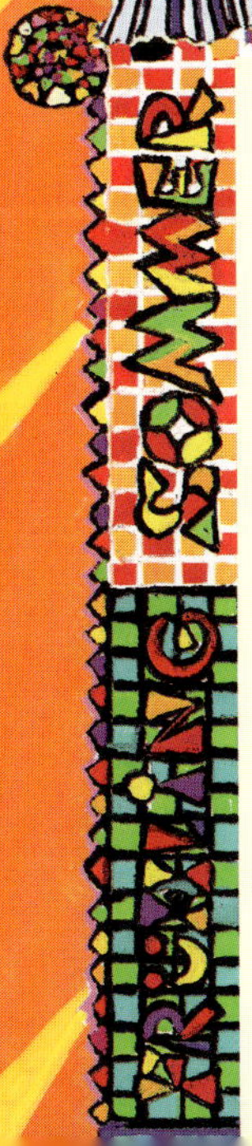

Wie die Gelbe Kaiserin und der Gelbe Kaiser heilende Hände bekamen

In einem fernen Sonnenland, wo im Frühling die weiße Katze bei der aufgehenden Sonne hinter den Blumen und Kräutern hervorlugt, im Sommer sich die wunderbuntesten Fische im Lichtspiel des Meeres vergnügen, im Herbst der große Kranich mit dem Regenbogen spielt, und im Winter der

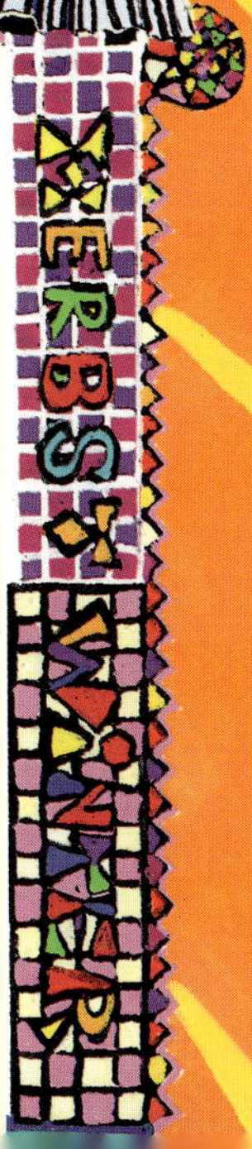

dunkle Hirsch mit seinem schweren Geweih zur Wasserquelle kommt – dort lebten eine Kaiserin und ein Kaiser. Man nannte sie die Gelbe Kaiserin und den Gelben Kaiser, weil die Farbe der Sonne ihre Lieblingsfarbe war. Sie liebten sich sehr, und schon bald nach der glanzvollen Hochzeit gebar die Kaiserin ein Kind. Das Kindlein war wunderschön anzusehen, hatte funkelnde tiefdunkle Augen, glänzendes Haar und eine sanfte, weiche Haut.
Das Kaiserpaar war sehr stolz auf ihr Kind und kleidete es mit den edelsten Stoffen. Sein Zimmer war mit wertvollen Möbeln prunkvoll ausgestattet, und durch die verzierten Fenster schien das goldene Licht der Sonne.
»Dies ist eine wundervolle Welt«, dachte das Kind, »auf die ich im Bauch der Kaiserin so lange gewartet habe«. Es erfreute sich am prachtvollen Licht, mit seinen vielen Farben und Eindrücken und an den köstlichen Düften, die es riechen konnte, und an den lauten und leisen Geräuschen, die zu hören waren. Sein starker Atem rauschte angenehm in seiner Brust, und sein Herz pochte schnell, weil es durch all das Neue und Vielfältige aufgeregt war. Das Kind lächelte, schaute herum, spielte mit seinen Händchen und Füßchen und schrie manchmal ganz laut und bange, weil es seinen Atem, diese wunderschöne Bewegung in seiner Brust, immer und immer wieder ausprobieren wollte. Dann schlief es ein, ein wenig berauscht von der neuen Welt. Die milchwarme Brust der Kaiserin brachte die Zufriedenheit und die Geborgenheit in den Bauch seines kleinen Körpers.
So vergingen Tage, Wochen und Monate ...
Unerwartet wurde das Kindchen krank, und sein warmes, aufregendes Leben verwandelte sich in kalte, traurige Augenblicke, die kein Ende nehmen wollten. Das Kind schrie und weinte unentwegt, bis tief in die Nacht. Seine Augen lagen hinter den Augenlidern versteckt, als wären sie woanders, wie abwesend, die Haare klebten am Kopf, die zarte Haut wurde blaß und wächsern. So lag es in seinem mit Schnitzereien geschmückten Bett und wirkte darin so klein und zerbrechlich wie noch nie.
Der hinzugerufene Leibarzt schüttelte nur ratlos den Kopf und verließ

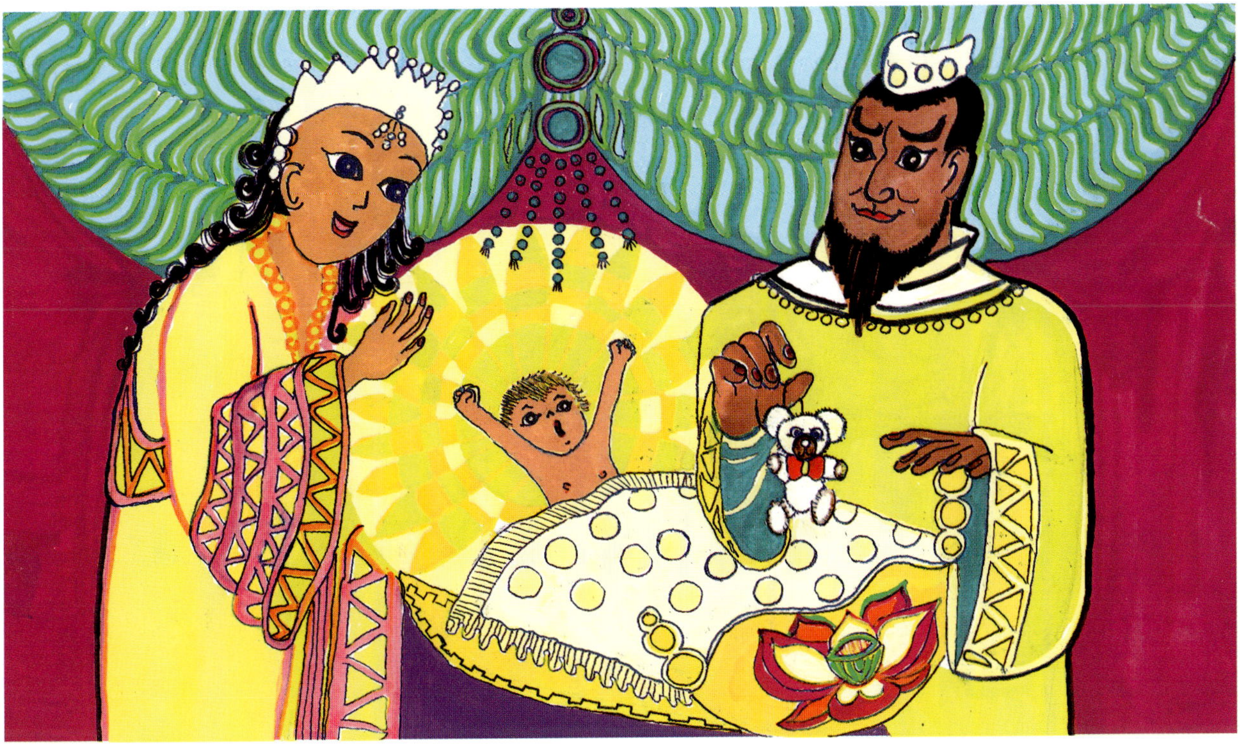

unverrichteter Dinge den Palast. Da sandte das Kaiserpaar im ganzen Sonnenland nach Boten aus, um einen heilkundigen Arzt zu finden, der ihr Kindlein behandeln konnte. Eines Tages jedoch klopfte ein sehr weiser Mann mit einem blauen Mantel und einem langen, kunstvoll gekämmten Bart an die Pforte des Palastes. Er war weit gereist und hatte viele Erfahrungen gesammelt. Er verstand die Geheimnisse des Himmels und der Erde, kannte viele Länder und die Weltmeere und war in der Heilkunst sehr bewandert. »Ihr habt mich gerufen, und so bin ich gekommen, um eurem Kind zu helfen, so gut ich es vermag«, sagte er mit Bestimmtheit. »Legt mir das Kind sogleich an einen warmen, weichen Platz auf ein großes, feines Tuch und gebt mir ein wohlriechendes Öl.« Die Kaiserin und der Kaiser taten, wie ihnen aufgetragen wurde.

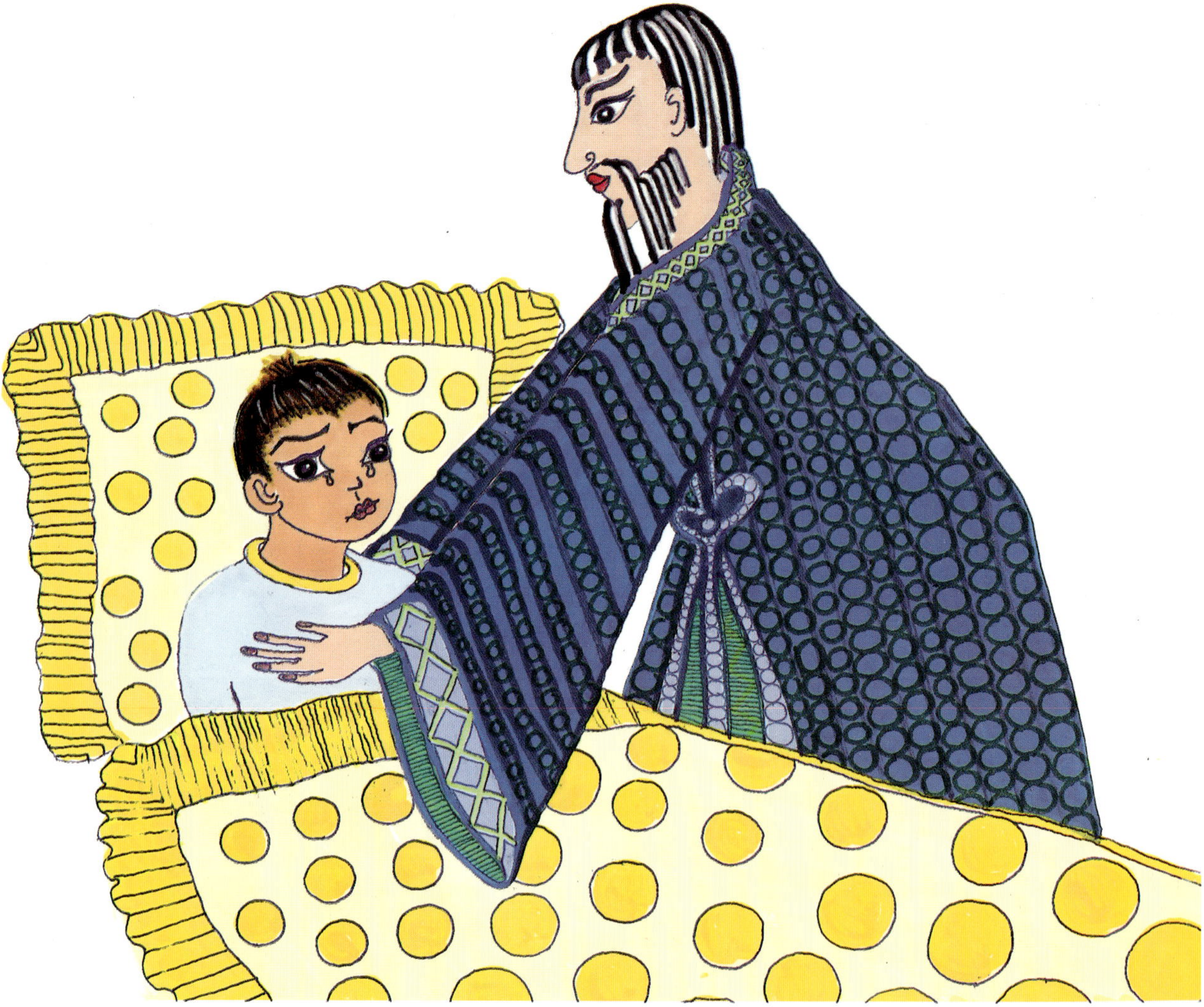

Der weise Mann beugte sich zu dem müden Kindlein und sah es liebevoll an. »Du bist ein schönes Kind«, sprach er freundlich zu ihm. Dann nahm er das kleine Kinderhändchen und legte es in seine große, feste Hand. »Bald wirst du gesund sein und lachen, später tanzen, springen und singen, soviel du

nur willst.« Während er so redete, führte er mit den Fingern und der Handfläche seiner anderen Hand allerlei sanfte Bewegungen auf dem Körper des Kindes aus: Kreise, Striche und Halbrundungen, als ob er einen wertvollen Schatz erspüren wollte.
Immer wieder tauchte er seine Finger in das bereitgestellte Öl, um ganz behutsam, vom Köpfchen zu den Füßchen und entlang der Ärmchen, über den Körper des Kindes zu streichen.
Das aufmerksame Kind indessen beruhigte sich, hörte auf zu weinen, so daß nur noch eine letzte Träne in den Augenwinkeln festhing, als wollte sie die Augen putzen, damit all der Glanz wieder zu sehen sei. Und so war es. Und so betrachtete das Kind mit aller Neugierde die Bewegungen des Arztes . Es nahm alles in sich auf und streckte ihm vertrauensvoll seine Händchen und Beinchen entgegen.
Das Kaiserpaar hatte verstanden. Durch die Hände des weisen Mannes war mit dem Körper des Kindes eine Wandlung geschehen, und es schlief geborgen ein, nachdem es in das große Tuch eingewickelt worden war. »Wie hast du das gemacht?« fragte der Kaiser staunend und hoffnungsvoll. »Ich will es euch sagen. Die Kraft der Heilung liegt im Kinde, doch mit den Händen kann man helfen, den Weg zur Gesundheit zu finden. Wenn ihr wollt, werde ich euch in diesen Dingen unterweisen, damit ihr beide selbst mit euren Händen helfen könnt.«
An diesem Tag blieb der weise Mann bis spät in die Nacht im Palast und gab der Kaiserin und dem Kaiser all sein Wissen weiter, wie eine Krankheit den Weg zur Gesundheit findet.
Die eigene Erfahrung sammelten die Kaiserin und der Kaiser, weil sie ab jetzt mit ihren eigenen Händen ihr Kind genau so behandelten, wie der weise Mann es getan hatte. Damit alle Kinder im Palast und im ganzen Sonnenland schnell gesund werden konnten, ließ der Kaiser die weisen Ratschläge auf festes Pergament schreiben und befahl, sie im ganzen Land kundzutun.

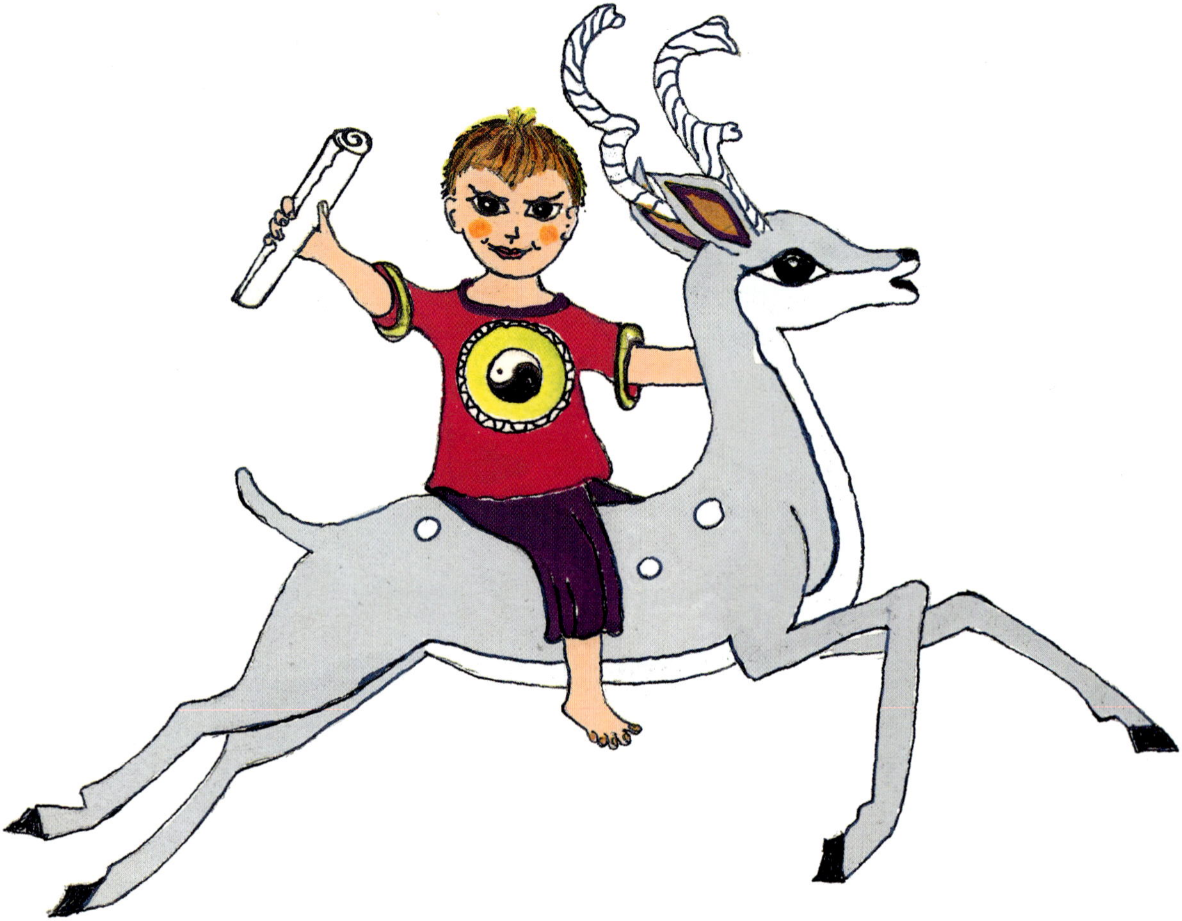

Die sanfte Heilmassage für Kinder

Sie werden staunen, wie tief die Wirkung der chinesischen Kindermassage geht. Mit diesem Buch werden Sie nicht nur lernen, wie Sie Ihrem Kind eine Atmosphäre liebevoller Zuneigung schaffen, wir werden auch über die Behandlung typischer Kinderkrankheiten sprechen, über Störungen des Gleichgewichts von Körper und Seele. Folgen Sie uns also nach China. Wir möchten, daß Sie miterleben, wie wir selbst die Kunst erlernten, und dabei werden auch Sie mit der Massage vertraut werden. Ein befreundeter Arzt hatte für uns einen Kontakt zum berühmten Dr. Hong hergestellt, und heute war der erste Tag, an dem er unsere Fragen beantworten würde. Auf zum Beijing Massage Hospital!
Wir saßen in einem chinesischen Taxi und fuhren quer durch die chinesische Hauptstadt. Auf allen Straßenseiten bewegten sich wie große, strömende Flüsse die Chinesen, die auf Fahrrädern zu ihrer Arbeit fuhren. Wie immer begleitete uns unsere junge Dolmetscherin Xue-Kui Yang.

Die Hintergründe

Unsere Neugier wurde noch stärker, als wir nach der Besichtigung des großen Massagekrankenhauses dem Leiter der Klinik für Kindermassage vorgestellt wurden. Dr. Hong war gerade bei der Behandlung eines Kleinkin-

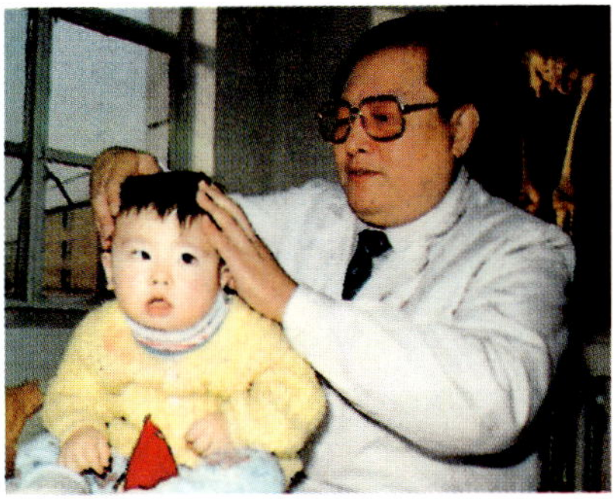

Dr. Hong bei der Behandlung eines Kindes

»Kann man kranke Kinder allein mit Massage behandeln?«, fragten wir uns erstaunt.

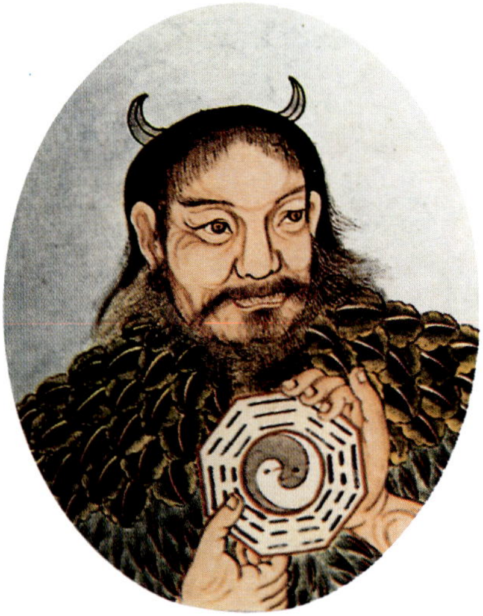

Kaiser Fu-hi mit den berühmten Zeichen Yin und Yang sowie den wichtigsten acht Diagrammen der chinesischen Medizin. Die durchgezogene Einzellinie ist Yang (männlich), die unterbrochene, paarige ist Yin (weiblich).

des, als wir, in die typischen chinesischen Arztkittel gekleidet, den großen Behandlungsraum betreten durften.

Das kleine Kind lag vertrauensseelig in Dr. Hongs muskulösen Armen und lächelte uns zu, während er seine Behandlung gezielt fortsetzte. Die Mutter des Kindes stand aufmerksam daneben und streichelte ab und zu das entspannte Kind, als Dr. Hong uns die ersten Massagegriffe zeigte.

Den Raum füllte zum Schluß der Behandlung das kräftige Klatschen seiner breiten Hände, die den Rücken des Kindes beklopften.

Das Kind hatte eine Lungenentzündung und jetzt auch noch eine Magen-Darm-Störung. »Mittlerweile geht es ihm schon besser«, erklärte uns unsere Dolmetscherin nach kurzer Rücksprache mit Dr. Hong und der Mutter.

Das Kind wurde in ein warmes Tuch eingewickelt, und Dr. Hong lud uns zur obligatorischen Tasse Grünen Tees ein. »Ich freue mich, daß Sie sich für dieses besondere Gebiet der Kinderheilkunde interessieren.« Und er schilderte uns seine Sicht des uralten Wissens: »Die Kindermassage ist schon sehr alt und ein besonderer Schatz der chinesischen Medizin. Das einmalige System der Energiebahnen des Menschen, die Meridiane, ist die traditionelle Basis der sanften Kindermassage«, fuhr er fort.

Die ersten und faszinierenden Bilder, auf denen die Meridiane den Körper wie große Flüsse die Erde durchziehen, wurden von dem chinesischen Kaiser **Fu-hi** überliefert.

Kaiser Fu-hi lebte ca. 1600 Jahre vor Christus. Man sagte ihm nach, daß er eines Tages auf dem Rücken des Drachenpferdes, das dem Gelben Fluß entstiegen war, die acht wichtigsten Diagramme mit den berühmten Zeichen der chinesischen Medizin, **Yin** und **Yang**, gelesen habe.

Die im Laufe dieser sagenhaften Zeit modifizierten Überlieferungen berichten sogar, daß er die zwölf mit den inneren Organen in Beziehung stehenden Energiebahnen des Menschen, die zwölf regulären Meridiane, mit seinen außergewöhnlichen Augen gesehen und dann beschrieben habe.
Die Lehre des Kaisers Fu-hi ist der Grundstein für das System der Meridiane. Die Meridiane sind heute als wichtigstes anatomisches Netzwerk des Menschen von Nerven, Gefäßen, Muskeln und dem Grundgewebe des Körpers (Matrix) zu verstehen.

»Warum behandeln Sie dann die Kinder nicht mit Nadeln?«, wollten wir wissen.

»Nadeln sind für Kinder noch kein geeignetes Therapieinstrument. Deshalb haben wir Chinesen schon sehr früh eine besonders wirksame Massage für Kinder entwickelt. Sie wurde erstmals im Buch des Gelben Kaisers 500 Jahre v. Chr. beschrieben. Der tiefere Sinn liegt jedoch woanders. Die Funktion der Meridiane basiert auf einer seit der Geburt des Kindes etablierten Kommunikation der inneren Organe mit der Haut, mit den Muskeln und dem Bindegewebe. Beim Baby sowie beim Kleinkind sind die Meridiane aber nur in Ansätzen vorhanden. Die wichtigen dazugehörigen reflektorischen Hautareale sind noch nicht reif genug und müssen erst ausgeprägt werden. Ihre Entwicklung dauert lange, bis zur Pubertät.
Eine intensive Behandlung des Kindes mit unseren Händen fördert natürlich den Reifungsprozeß der Meridiane. Anhand der beiden Tafeln hier können Sie den Unterschied besser erkennen.«
Dr. Hong führte uns zu einer Wandtafel.

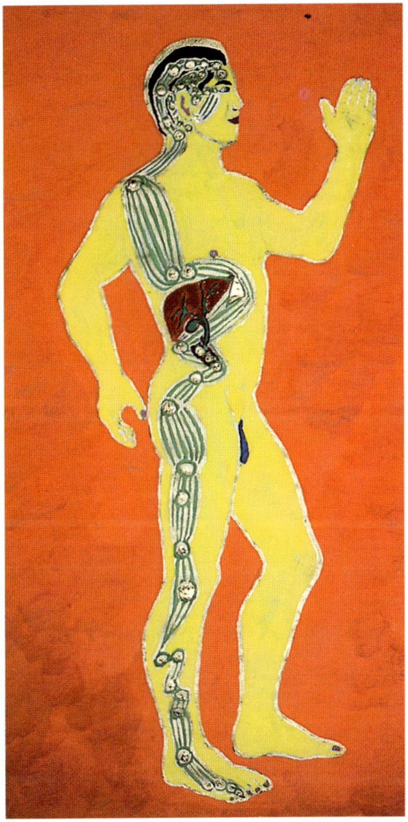

Der Meridian der Gallenblase, einseitig dargestellt

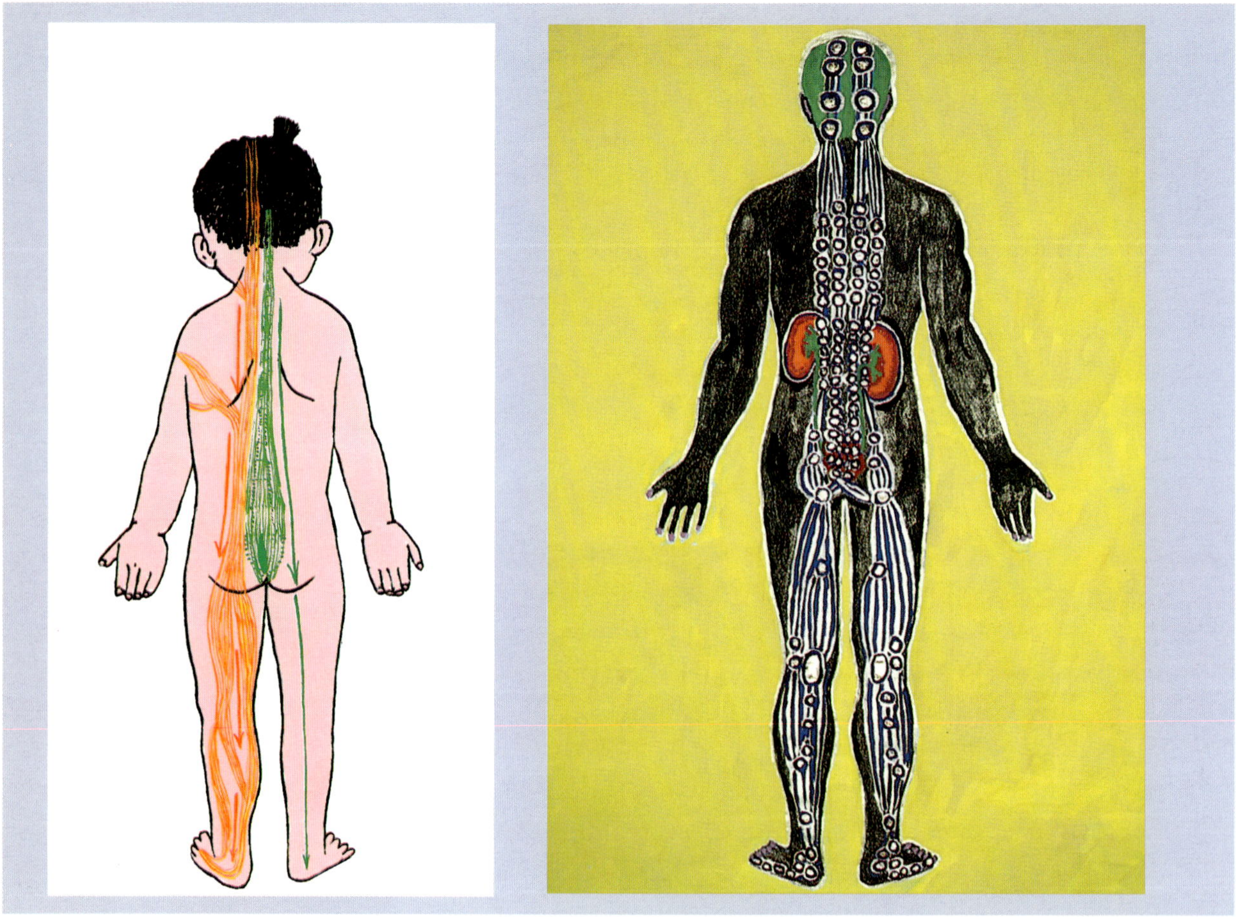

Die Muskelbahn der Blase beim Kind (links) und der Meridian der Blase beim Erwachsenen (rechts)

»Aber wir arbeiten auch beim Kind mit den Energiebahnen. Mit der sanften Massage sprechen wir sie gezielt an.«

Die große Chance der Heilung beim Kind ist, die Funktion der unreifen Muskelbahnen zu unterstützen und die weitere Entwicklung der werdenden Meridiane mit unseren Händen zu intensivieren. Das gilt insbesondere in Ausnahmesituationen des Kindes, z. B. bei einem Wachstumsschub oder bei Krankheiten. Sie werden später dazu beispielsweise die »Kleine Kräftigungsmassage« kennenlernen.

Eine Besonderheit der reflektorischen Verbindungen des Kindes besteht vor allem in der Funktion seiner Hände. Am Anfang seines Lebens lernt das Kind buchstäblich die Welt mit seinen kleinen Händen kennen, so daß die Handareale eine besondere Stelle in seiner Lebenserfahrung und Körperentwicklung einnehmen. Je kleiner das Kind ist, desto intensiver soll die ihm geschenkte Aufmerksamkeit durch die sanfte Kindermassage seine Händchen miteinbeziehen.«

»Ach, deswegen haben Sie so lange an den Händen des Kindes massiert.«

»Je mehr sich ein Kind der Pubertät nähert, desto mehr widmen wir uns bei der Massage den Muskelbahnen, desto weniger den Händen. Während wir Babys also fast ausschließlich an den Händchen und nur zu einem Zehntel an den Muskelbahnen behandeln, teilt sich das Verhältnis bei Siebenjährigen auf halbe-halbe auf, bei Vierzehnjährigen konzentrieren wir uns praktisch ganz auf die Muskelbahnen.
Bei einem kleinen Baby arbeiten wir natürlich fast ausschließlich an den Händchen und nur einen Bruchteil unserer Behandlung, vielleicht ein Zehntel, widmen wir den langen Muskelbahnen.«

Berücksichtigen Sie bei der Behandlung das Alter Ihres Kindes

»Was bewirken Sie eigentlich mit den Händen?«

»Allein durch die mechanische Wirkung der sanften Kindermassage an den empfindlichen Körperregionen und Hautarealen bewirken wir eine bessere Durchblutung,

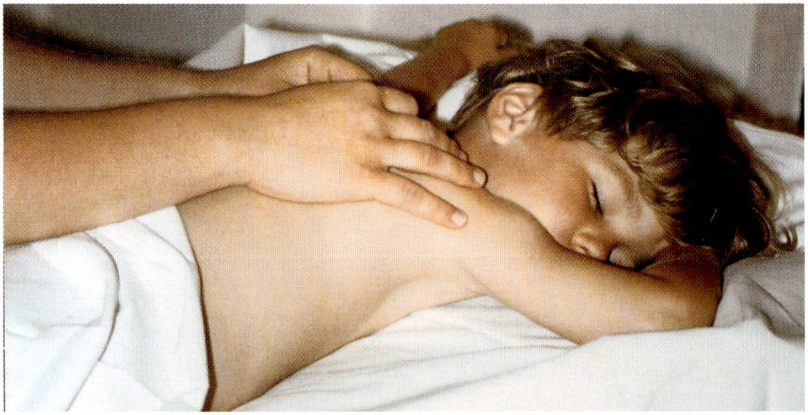

Der entspannende Effekt der Kindermassage

und das bedeutet mehr Energie – mehr Chi, wie wir Chinesen sagen –, mehr Sauerstoff und gleichzeitig eine Anregung der lokalen hormonellen Regulation. Die verschiedenen Abwehrzellen werden stimuliert.
Mit der Massage aktivieren wir auch die Autoregulationskreise unserer Kinder. Dies sind die Steuermechanismen unseres Körpers, die auf Veränderungen reagieren, beispielsweise die Produktion von Antikörpern bei Viren bewirken. Sie werden durch unsere Behandlung aktiviert und funktionieren besser. Das Kind empfindet das sehr intensiv. Es ist zufrieden und entspannt, nicht selten schläft es sogar bei der Behandlung ein.
»Hat das etwas zu tun mit den Head-Zonen, die in Europa seit langem bekannt sind?«, fragten wir fachmännisch.
»Ja, doch langsam, langsam –« sagte Dr. Hong. »Trinken wir zuerst den guten chinesischen Tee.
Ich schlage Ihnen vor, daß wir uns nach und nach in die Praxis der sanften Kinderbehandlung einfinden und dann die Ergebnisse besprechen. Sie üben die Behandlungsweise, und ich werde Ihnen das traditionelle theoretische Fundament vermitteln.«

Das Ritual der sanften Kindermassage

Am nächsten Tag trafen wir schon sehr früh in Dr. Hongs Behandlungsräumen ein. Er war gerade dabei, den Platz für die erste Kindermassage vorzubereiten.

»Wissen Sie, es ist ein ganz besonderes Privileg, mit Kindern zu arbeiten. Sie sind so natürlich, so offen, so zart und sensibel. Sie haben ihre eigene Art, ihr Universum zu entdecken. Kinder spüren sofort, ob man wirklich meint, was man tut. Wenn Sie ihnen genug Aufmerksamkeit schenken, werden sie auf ihre Art immer antworten.«
Dr. Hong breitete ein großes Massagetuch aus und wärmte es mit einer Rotlichtlampe vor.

Respektieren Sie das Besondere Ihres Kindes

»Ich habe sehr viel von den Kindern gelernt. Respektieren Sie immer das Besondere des Kindes, seine eigene, private Sphäre. Das Kind versteht Ihre Handlungen sofort, wenn Sie genügend Konzentration aufbringen und Einfühlungsvermögen haben.
Schon für das kleinste Baby, direkt nach der Geburt, kann die sanfte Kindermassage ein wertvolles Geschenk sein und eine herrliche Begegnung mit dem eigenen Körper. Sie ist eine besondere Situation des zarten Gebens und Nehmens und verlangt ein aufmerksames Ritual, damit das Kind die Behandlung vertrauensvoll und beschützt erleben kann.

Ich beachte immer fünf Aspekte, um mich auf dieses Ritual einzustimmen, denn die Massage wirkt ganz anders, wenn man sie achtsam und harmonisch durchführt.

Die fünf Aspekte

- der **Massageort,**
damit meine ich einen warmen geschützten Platz, wo das Kind auch ohne Kleidung länger bleiben kann, ohne viel Energie zu verlieren, zum Beispiel mit Wärmelampe;

- das **Massagetuch,**
auf dem das Kind liegt. Es ist aus Naturfasern und so groß, daß ich das Kind nach der Massage ganz einwickeln kann;

- ein **Massageöl,**
das gut verträglich ist und mit dem Kind harmoniert, also z. B. keine allergischen Reaktionen hervorruft;

- eine **Kräutertinktur.**
Sie kann nach Abschluß der sanften Kindermassage das wohlige Gefühl des Kindes unterstreichen;

- eine **Ruhepause.**
Sie verstärkt die Behandlungswirkung. Das Kind ruht, im großen Massagetuch eingewickelt, mindestens zwei bis drei Minuten.

Mit dem Ritual stimmen Sie und Ihr Kind sich aufeinander ein

Das klingt einfach. Doch denken Sie immer daran: Rituale schaffen Vertrauen. Das immer Gleiche des Ablaufes und der Bedingungen macht es Ihnen viel leichter, die Massage fließen zu lassen, sie als eine wunderbare Art der Kommunikation mit Ihrem Kind zu begreifen.
Aus diesem Grund gibt es in allen Kulturen und Religionen Rituale, und deshalb beziehen wir Chinesen sie auch in die Massage ein.

Die Technik der sanften Kindermassage

Dr. Hong erwartete an diesem Vormittag mehrere Mütter mit ihren Kindern. Er wollte sie zusammen mit uns mit der sanften Kindermassage vertraut machen.
Alle Mütter auf der ganzen Welt könnten das Wachstum und die Gesundheit ihrer Kinder durch diese einfache Technik unterstützen.
»In Indien ist eine bestimmte Massageart ein kulturelles Erbe. Jede Mutter lernt sie von der eigenen Mutter und gibt sie an das Kind weiter. Sie entspringt einer natürlichen Beziehung von Mutter und Kind. Fürchten Sie sich also nicht vor der Technik. Entspannen Sie sich, und die Massage beginnt wie von selbst zu fließen.«

Haben Sie keine Angst vor der »Technik«

»Kommen Sie hierher«, lud er drei Mütter mit ihren Kindern zu den vorbereiteten Massageliegen ein.
Er bat sie, auf seine Hände zu schauen.
»Beachten Sie besonders den Daumen, den Zeigefinger und den Mittelfinger, der auch als Herzfinger bekannt ist. Was ich Ihnen jetzt zeige, prägen Sie sich gut ein. Diese Reihenfolge wird bei jeder sanften Massage immer gleichbleibend angewandt.
Das Geheimnis des Erfolges liegt in einem gleichmäßigen Rhythmus und in der Führung Ihrer Hand. Ihr Daumen hat eine andere Festigkeit als die Kuppe Ihres Zeigefingers.

Die sanfte Heilmassage besteht immer aus zwei Teilen:

Eine sanfte Massage besteht aus zwei Teilen:

- Die Behandlung des **Händchens und des Unterarmes** an den Linien und Arealen.
- Die sanfte Massage an den den Körper durchziehenden **Muskelbahnen.**

Zuerst behandeln Sie Hand und Unterarm Ihres Kindes. Dann konzentrieren Sie sich auf die Brust, den Bauch und die Beine sowie auf den Rücken des Kindes. Zum Abschluß führen Sie auf dem Rücken des Kindes mehrfach eine lange Massagebewegung (siehe S. 29) vom Kopf bis zu den Fußsohlen des Kindes aus. Betonen Sie dabei die Muskelbahnen entlang der Wirbelsäule.

1. Teil: Die Behandlung von Hand und Unterarm

Nun lassen Sie uns die Dinge tun. Das ist besser, als darüber zu reden. Ich zeige Ihnen jetzt den ersten Teil.«
Dr. Hong nahm die linke Hand eines Kindes, um sie zu stabilisieren. »Dies ist der Grundgriff der Kindermassage. Sie brauchen ihn immer, wenn Sie die Hand behandeln.

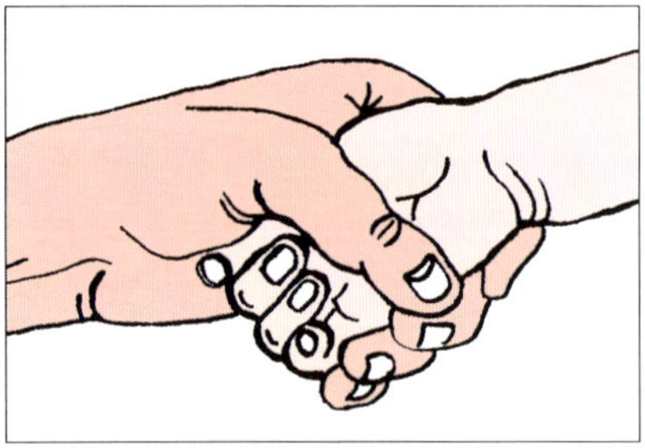

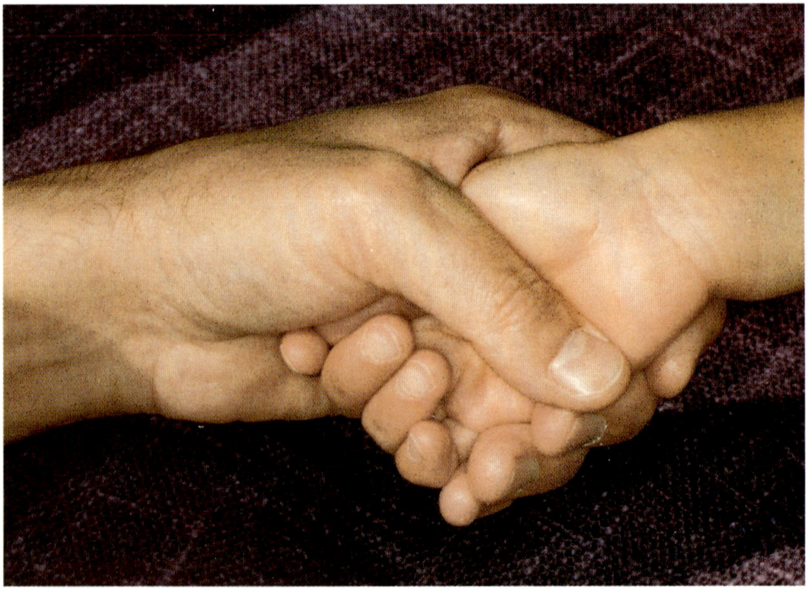

Der Grundgriff der sanften Kindermassage

In dieser Stellung liegt die Hand des Kindes sehr stabil in der Ihren. Die Innenseite des Handgelenks ist nach oben gerichtet.
Genau dort, wo sich die Innenseite des Handgelenks befindet, massieren Sie ganz sanft und kreisförmig mit Ihrem Daumen. Eine leichte Spannung ist sinnvoll. Sie wollen doch Ihre Energie auf die Hand des Kindes übertragen.«

Massieren Sie kreisförmig die Innenseite des Handgelenks

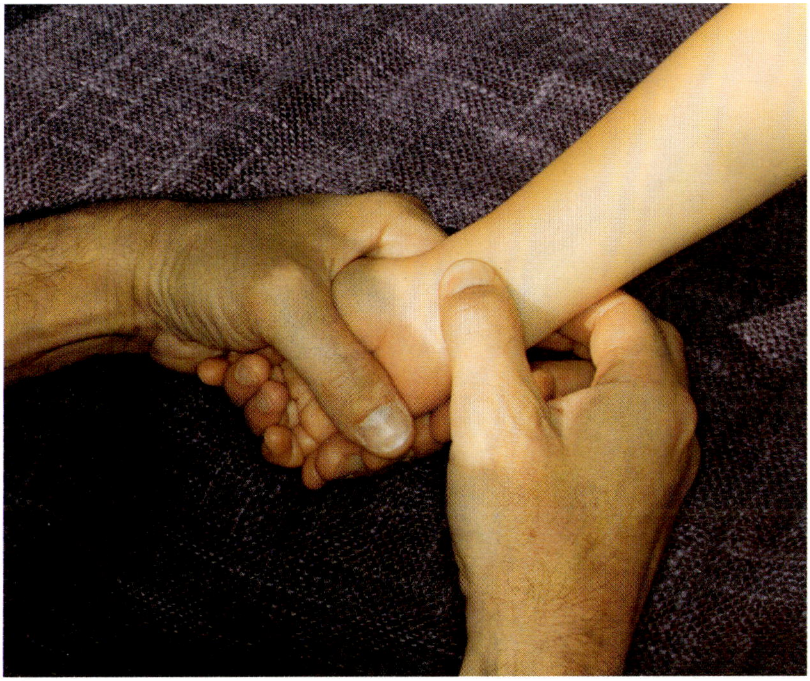

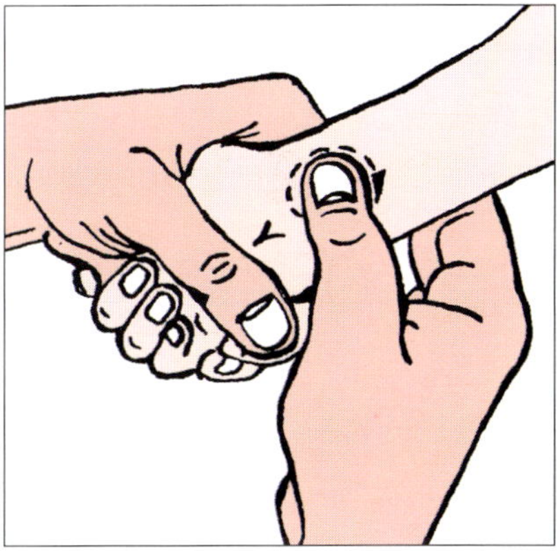

Kreisförmiges Reiben der Innenseite des Handgelenks mit dem Daumen

»Warum nehmen Sie zuerst die linke Hand des Kindes?«

»Eine sehr kluge Frage. Sie wissen ja, daß die linke Körperhälfte der rechten Gehirnhälfte zugeordnet ist und die Gefühle anspricht. Mit ihr nehmen Sie Verbindung auf und erleichtern so den ersten emotionalen Kontakt.

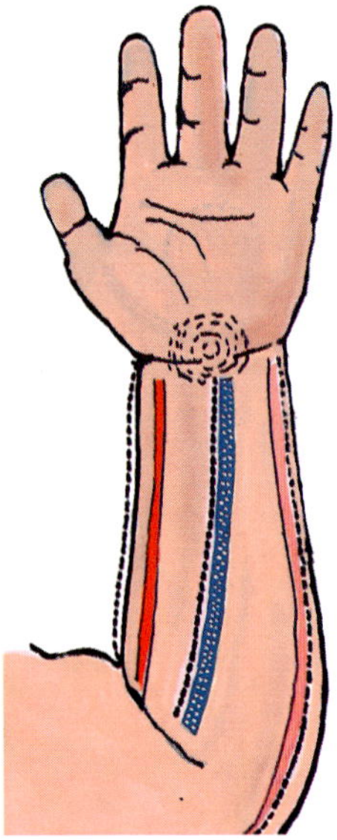

Die drei Linien

Achten Sie jetzt einmal auf diese drei langen Linien entlang des Unterarmes.
Ähnlich wie bei den Arealen der Hand sind diese drei Linien wieder bestimmten Organen zugeordnet, die wir durch die Massage anregen. Ich werde Ihnen das später genauer erklären (Seite 35).

Die **mittlere Linie** massieren wir mit zwei ausgestreckten Fingern. Wir benutzen dabei die Innenseite des Zeigefingers und des Herzfingers. Wir massieren mit den Fingern an der jeweiligen Linie entlang vor und zurück.

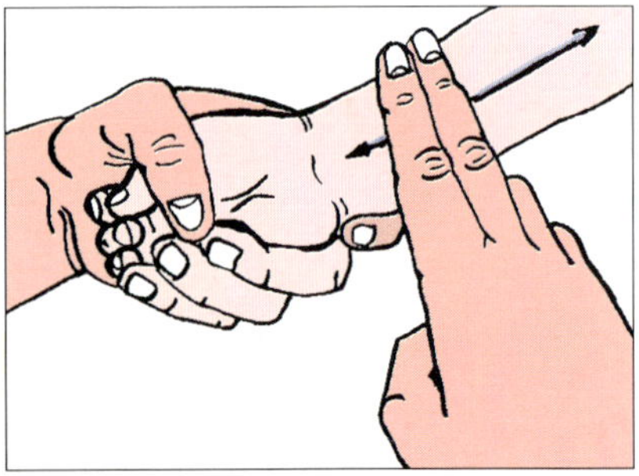

Massage der mittleren Linie mit zwei Fingern

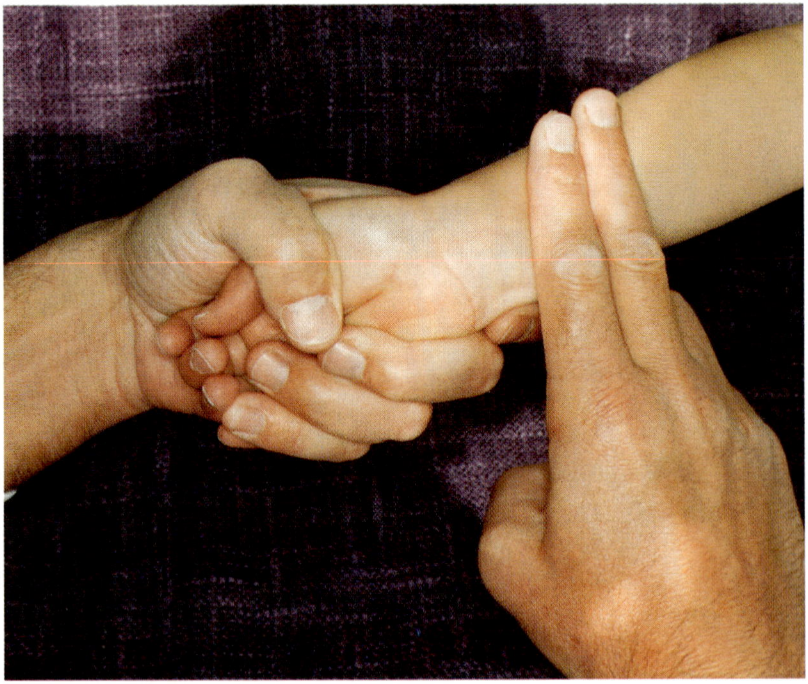

Nach einer weiteren halben Minute gehen Sie mit Ihren zwei Fingern auf die **innere Seite** des Unterarmes.

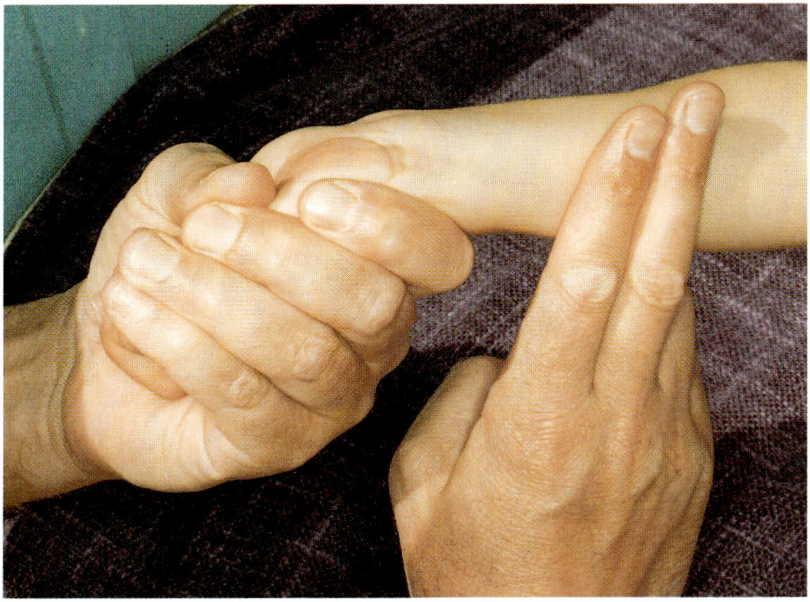

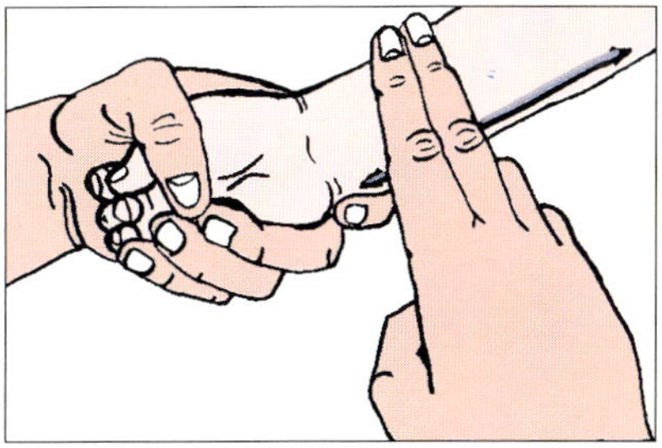

Massage der inneren Linie mit zwei Fingern

Nach einer halben Minute, besser noch nach einer ganzen, beginnen Sie die Massage mit zwei Fingern auf der **äußeren Linie** des Unterarmes.

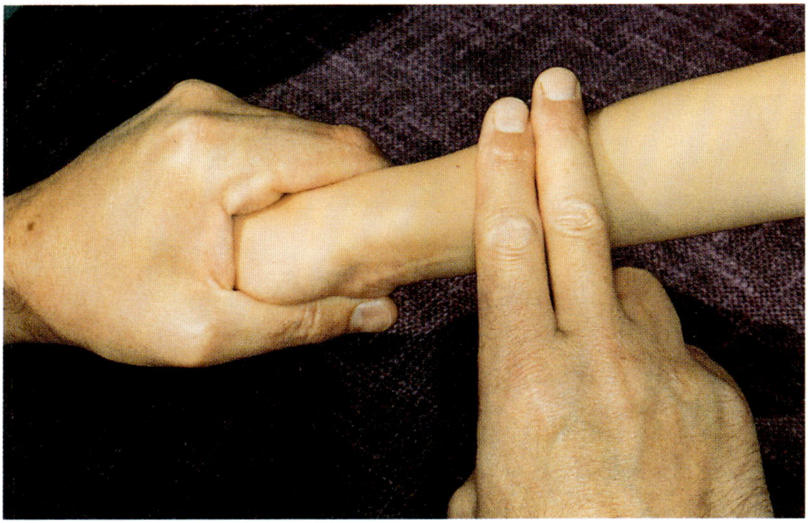

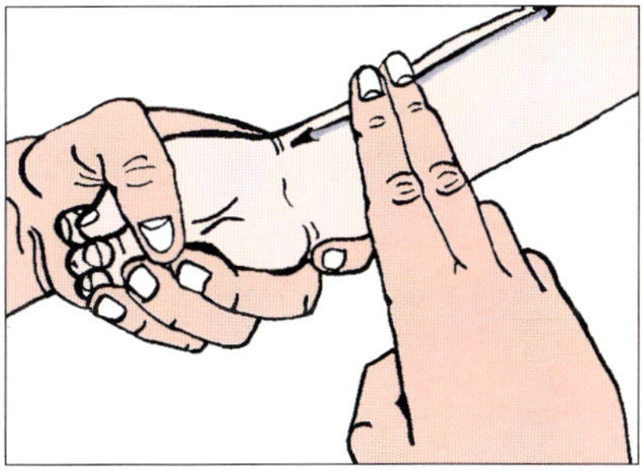

Massage der äußeren Linie mit zwei Fingern

Damit endet der erste Teil der sanften Massage.
Probieren Sie es selbst an der anderen Seite. Denn es werden immer beide Seiten des Kindes gleichmäßig behandelt.«

»Wie schnell oder langsam soll ich massieren und wie stark soll ich dabei aufdrücken?«

»Überlassen Sie das Ihrem Empfinden. Sie werden keine Fehler machen.«

Machen Sie sich keine Sorgen darüber, ob Sie die Massage richtig oder falsch ausführen

Das Kind sah etwas erstaunt unseren vorsichtigen Bemühungen zu, alles genau so zu machen, wie Dr. Hong es gesagt hatte.
»Denken Sie nicht an *richtig* oder *falsch*. Tun Sie es. Ihre Hände sind klüger, als Sie denken. Ihr oberster Lehrer und Meister war und ist der Körper des Kindes. In ihm sind alle Regeln und Gesetze des Lebens, des Wachstums, der Kraft und der Energie vorhanden. Er enthält das Geheimnis der Gesundheit und Heilung. Bei jeder heilsamen Begegnung mit dem kleinen Körper erfährt man mehr über seine unendlichen und einmaligen Möglichkeiten, so daß sich die Technik der sanften Kindermassage in eine Massagekunst verwandeln kann.«
»Das haben Sie alle schon ganz gut gemacht« – damit meinte er auch das lächelnde Kind.
»Nun schauen Sie sich den zweiten Teil, die sanfte Massage des Körpers, an.«

Der 2. Teil: Die Massage des Körpers

Er begann, mit der uns schon bekannten Technik die Brust des Kindes zu behandeln.
Er rieb kreisförmig mit zwei Fingern in der Nähe der Brustwarze.
»Hier finden Sie ein für das Herz und die Lunge sehr wichtiges Hautareal.«

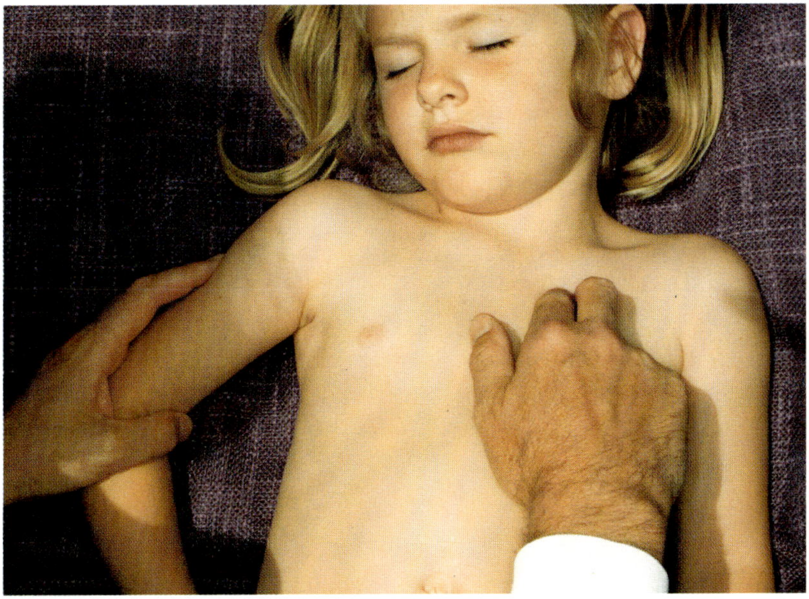

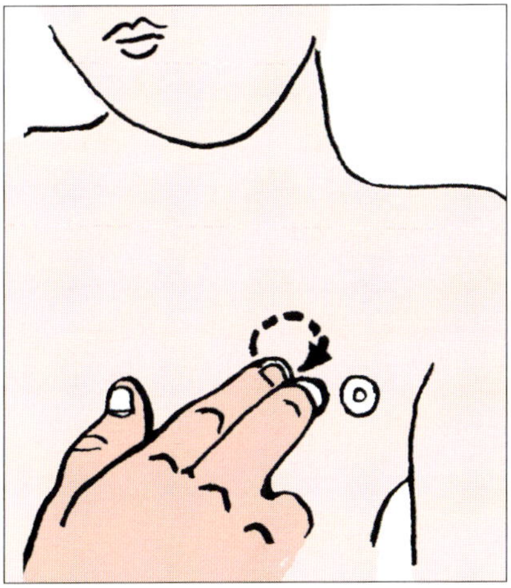

Kreisförmige Massagebewegung auf der Brust mit zwei Fingern (Herzareal)

»Sie können diese Massagebewegung auch als seitliches Hin-und-Her-Schieben der beiden Finger direkt unter dem Schlüsselbein des Kindes durchführen.«

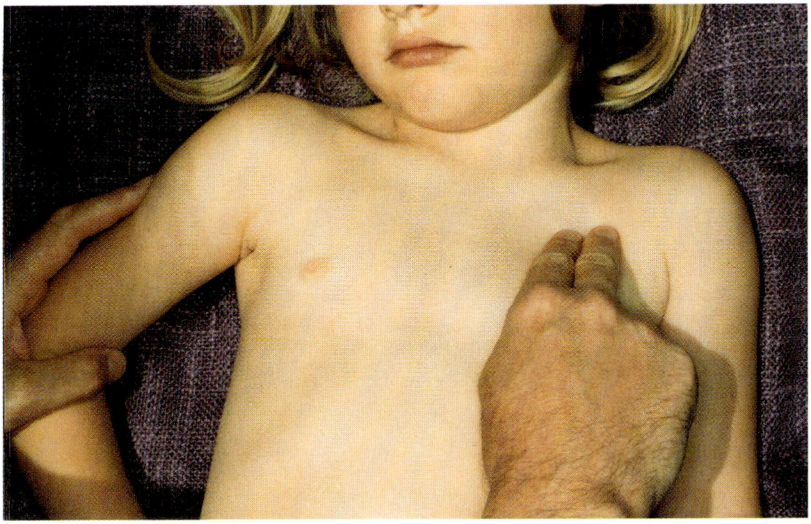

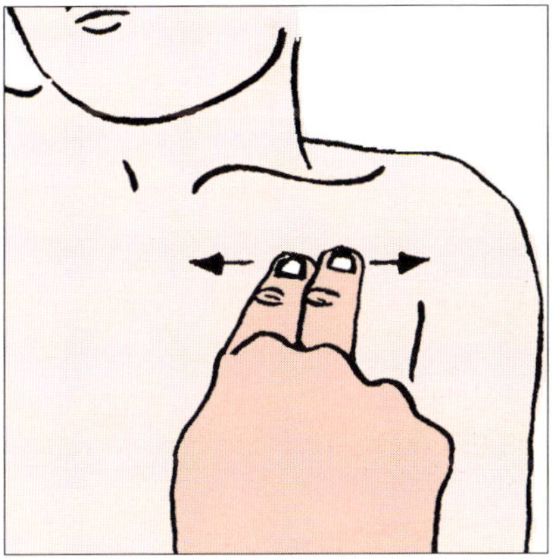

Das seitliche Schieben mit zwei Fingern auf der Brust (Lungenareal)

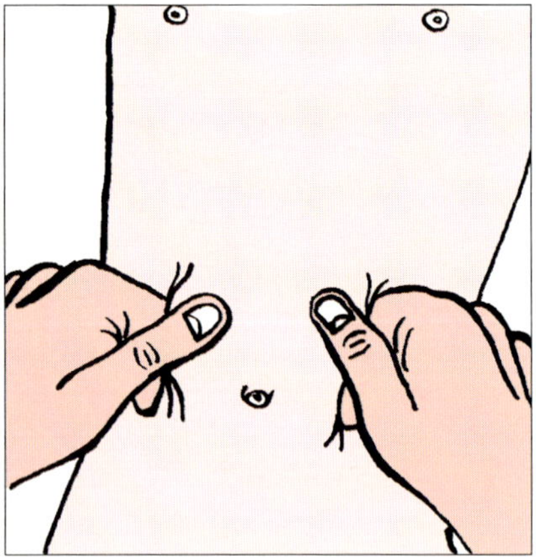

Das Kneifen an beiden Seiten des Bauchnabels

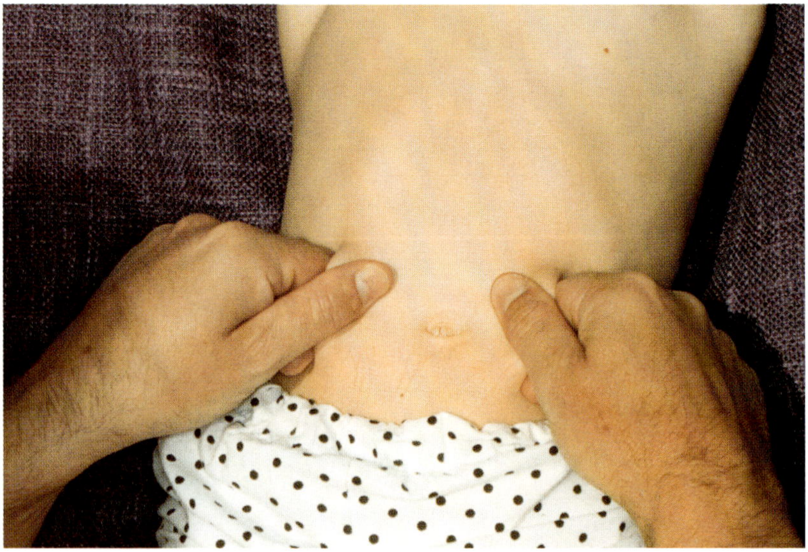

»Im Bauchbereich kneifen wir das Kind und unterstützen damit die Atmung. Das ist einmalig auf der Welt. Unsere Kinder hier im Massage Hospital haben dabei immer ihren Spaß.«
Don Don, der kleine Junge, fing tatsächlich gleich an, fröhlich zu lachen.

»Eine lange Massagebewegung wenden Sie an den Armen des Kindes an. Sie massieren mit Ihrer Handinnenfläche beispielsweise vom Arm bis zu den Fingern. Tun Sie dies mindestens fünf bis acht Mal auf einer Seite.«

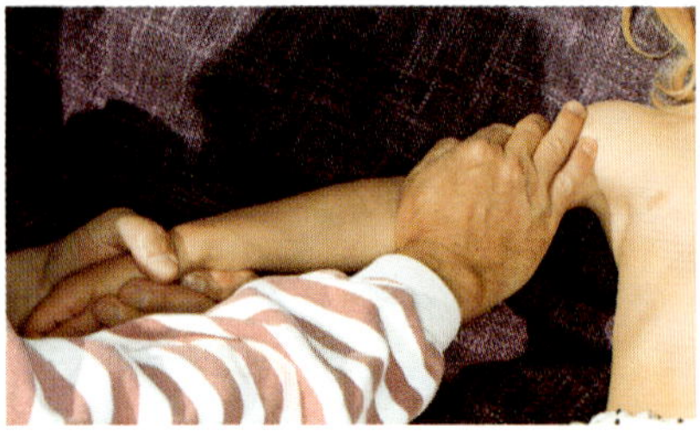

Die lange Massagebewegung entlang des Armes

»Auch an den Beinen wird eine **lange Massagebewegung** ausgeführt. Wir berühren mit der ganzen Handinnenfläche den Körper und massieren beispielsweise vom Oberschenkel zum Fuß hinunter. Hierbei geht es um die Förderung der Durchblutung entlang der Muskelbahnen.«

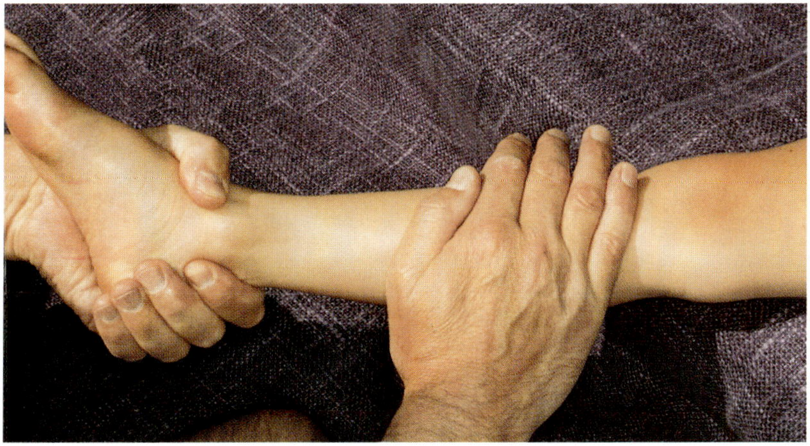

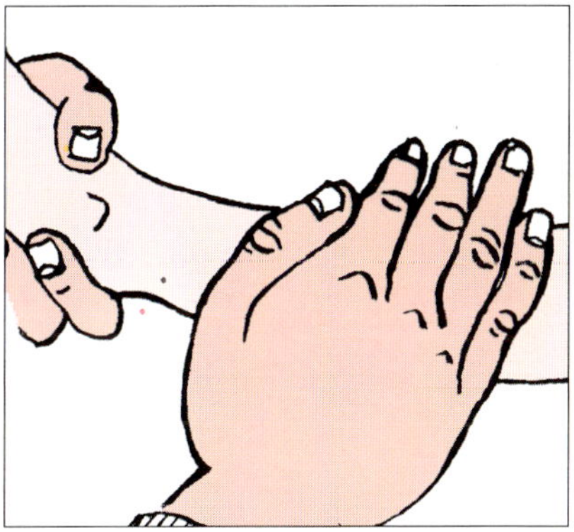

Die lange Massagebewegung an den Beinen

»Zur Abrundung der sanften Kindermassage führen Sie mit Ihren beiden Handinnenflächen auf dem Rücken eine lange Massagebewegung durch: vom Kopf beginnend, entlang der Wirbelsäule, bis zu seinen Fußsohlen.«

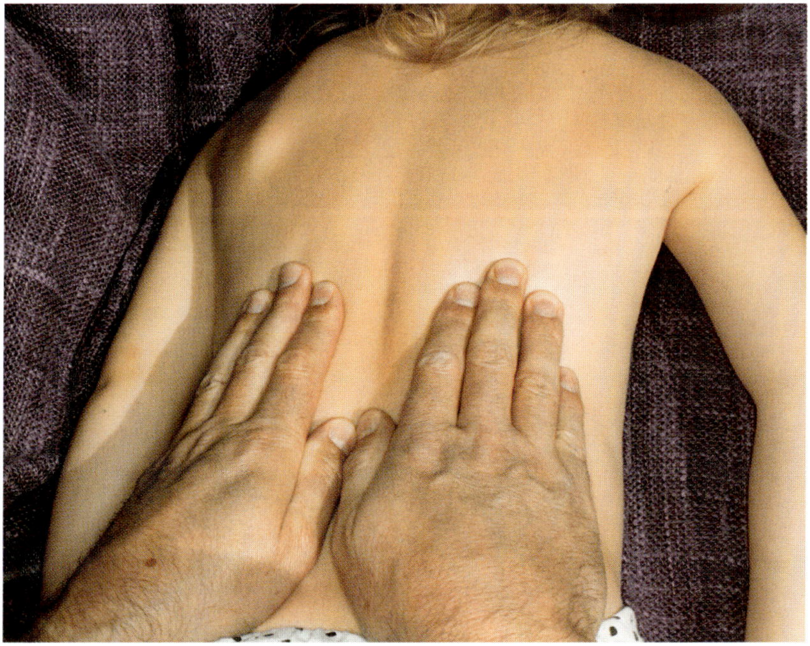

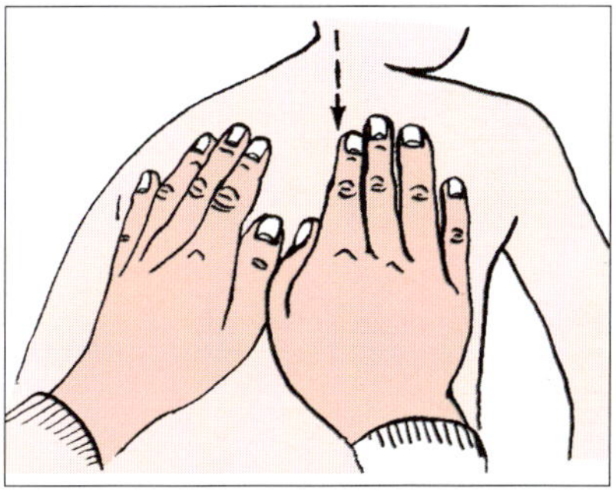

Die lange Massagebewegung entlang der Wirbelsäule

Behandlung der Hand und des Unterarmes:

- Handgriff für die Stabilisierung.
- Kreisförmiges Reiben an der Innenseite des Handgelenkes.
- Massieren der drei Linien des Unterarmes mit zwei Fingern.

Massage des Körpers:

- Kreisförmige Massagebewegung mit zwei Fingern auf der Brust des Kindes.
- Das Kneifen am Bauch.
- Lange Massagebewegung mit der Handinnenfläche an Armen und Beinen.
- Lange Massagebewegung am Rücken des Kindes mit beiden Handinnenflächen, entlang der Wirbelsäule bis zu den Fußsohlen.

Erinnern Sie sich: Je kleiner das Kind ist, um so länger behandeln Sie die Hände und die Unterarme.

Dr. Hong schmunzelte: »Sie brauchen ein gutes Gedächtnis. Haben Sie alles behalten? – Kommen Sie, wir trinken einen heißen Grünen Tee. Ich fasse dabei noch einmal das Wichtigste zusammen.«
Dr. Hong führte uns zu einer großen Wandtafel, auf der die zwei Bereiche der Massage gut zu sehen waren.

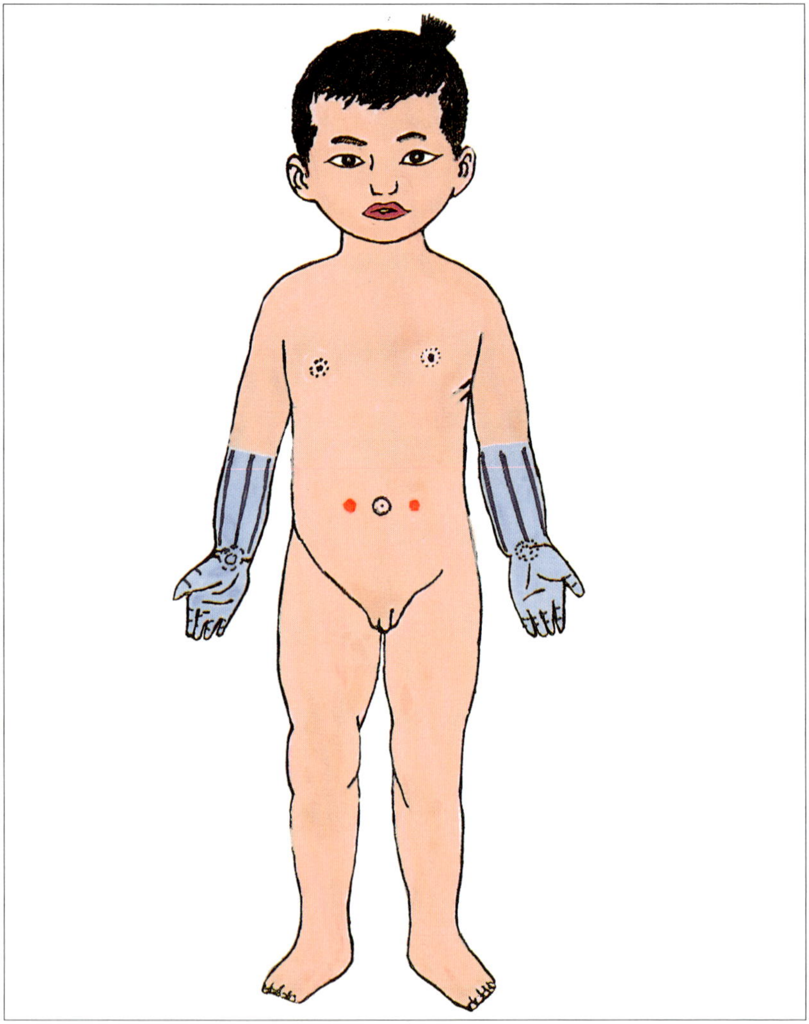

Die Kinderhand

Die kleine Kinderhand lag geduldig in Dr. Hongs breiter Hand. Wir staunten wieder, wie bereitwillig und neugierig zugleich, das Kind die Bewegungen seiner Finger beobachtete.
»Die Kenntnis der Kinderhand ist das Wertvollste und das Kostbarste bei der Behandlung. Das kleine Händchen ist das große Tor zum empfindsamen Körper des Kindes. Diese besonderen Kenntnisse erlauben eine gezielte und sehr präzise Heilbehandlung seiner aufnahmebereiten, sich in der intensiven Entwicklung befindenden Organe. Die äußere Welt und ihre vielfältigen Impulse werden in der frühkindlichen Entwicklungsphase hauptsächlich über die Hände, Handflächen und Finger aufgenommen. Hier habe ich für Sie eine farbige Tabelle vorbereitet.«
Er zeigte uns eine mit verschiedenen Farben markierte Innenhand eines Kindes (Seite 32).

Über die Hand erhalten Sie Zugang zum ganzen Körper des Kindes

Am Daumen befindet sich das Tor zur Milz (violett) und zum Magen (blau). Am Zeigefinger sehen Sie zwei der Leber (braun) und der Gallenblase (orange) entsprechende Areale. Der Mittelfinger – erinnern Sie sich? – ist der Herzfinger. Ihm sind Herz und Herzbeutel zugeordnet. Das Herz ist rot und der Herzbeutel weiß mit roten Punkten gekennzeichnet. Der vierte Finger gehört zur Lunge (dunkelrot), lymphatischem System (türkis) sowie Muskeln und Sehnen (das Areal mit den braunen Punkten). Am fünften Finger finden wir das Areal der Niere (grün), der Blase (gelb) und das Areal mit den grünen Punkten, zuständig für den Wasserhaushalt.«

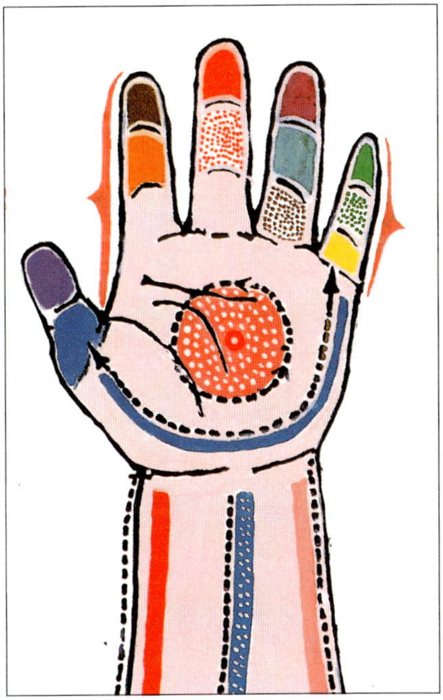

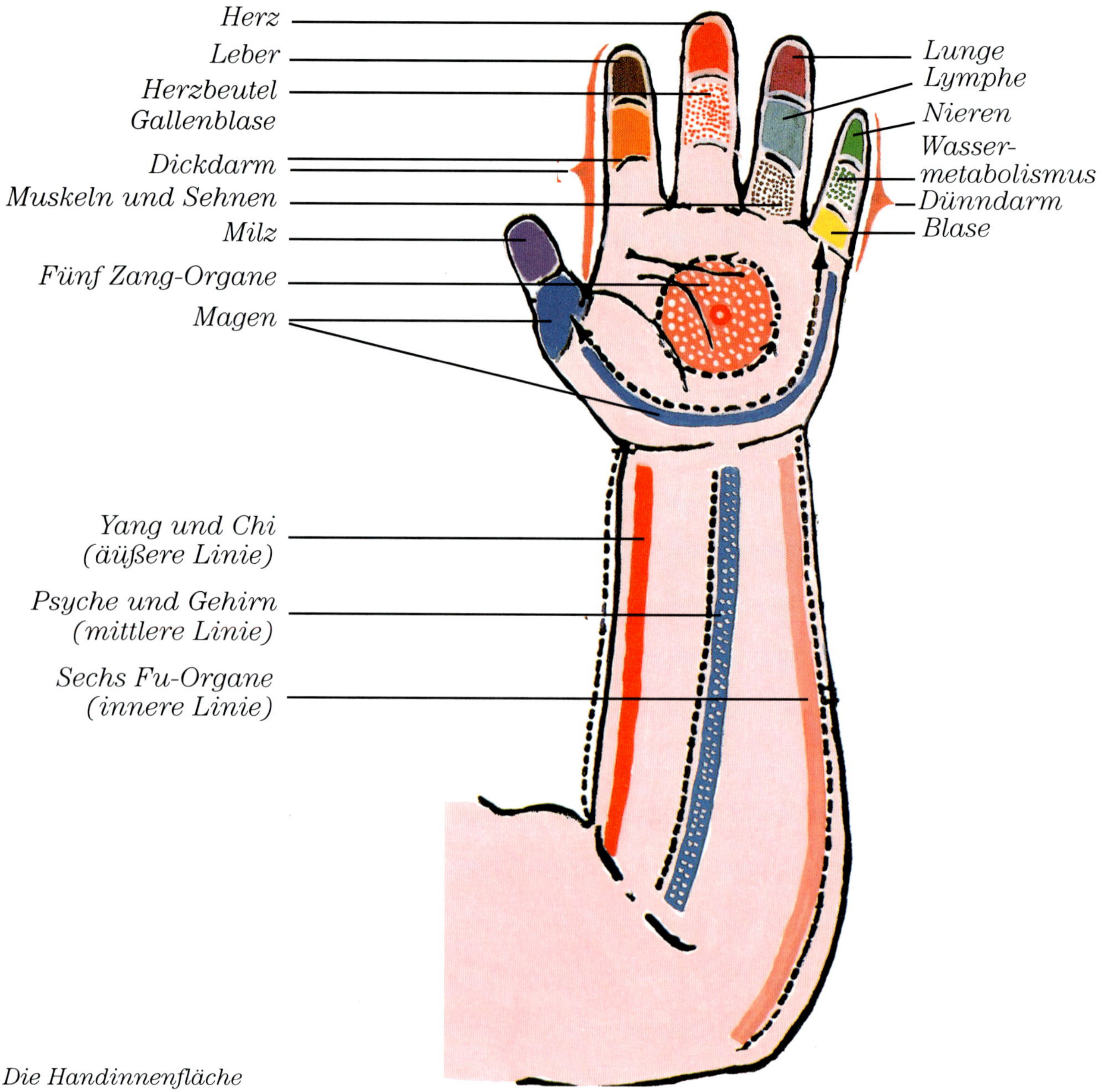

Die Handinnenfläche

Die Funktion der Hautareale

«Was sind eigentlich die Areale?« fragten wir.
»Unseren wissenschaftlichen Erkenntnissen nach sind die Areale genau festgelegte Bereiche der Haut und des Bindegewebes, die in einer konkreten reflektorischen Beziehung zu Organen und bestimmten Körperregionen stehen. – Kommen Sie mit mir. Wir schauen uns das praktisch an.«
Er nahm die Hand des Kindes und begann kreisförmig ihre Innenfläche zu massieren.
Stellen Sie sich in der Mitte der Handinnenflächen einen Kreis vor. Er gehört, wie wir Chinesen sagen, zu den **Fünf Zang-Organen**. Diese Organe bestimmen maßgebend den **Stoffwechsel**: Sie dienen der Speicherung und Umwandlung von Energie. Dazu gehören Herz, Lunge, Milz, Leber und beide Nieren.

Die Fünf Zang-Organe bestimmen den Stoffwechsel

Wenn Sie jetzt die Atmung des Kindes betrachten, können Sie diese reflektorische Verbindung direkt ersehen.«
Tatsächlich – während er die Hand des Kindes behandelte, wurde sein Atem tiefer und gleichmäßiger.
»Sehen Sie – wir haben seine Lunge und seinen Atem angeregt.«
Wir staunten wieder einmal.

Die Hand und die dazugehörigen Areale des Körpers

Die blaue, halbrunde Linie ist die Verlängerung vom Magenareal des Daumens. Die äußere Begrenzung des Zeigefingers hat eine Verbindung zum Dickdarm. Der Dünndarm hat seine wichtige Linie an der Außenseite des fünften, kleinen Fingers.»

Der Rückseite der Finger kommt eine große Bedeutung zu. Dort befinden sich Areale, die viele verschiedene Impulse zum Gehirn senden. Die sanfte Behandlung bewirkt hier meistens eine Beruhigung des Kindes.

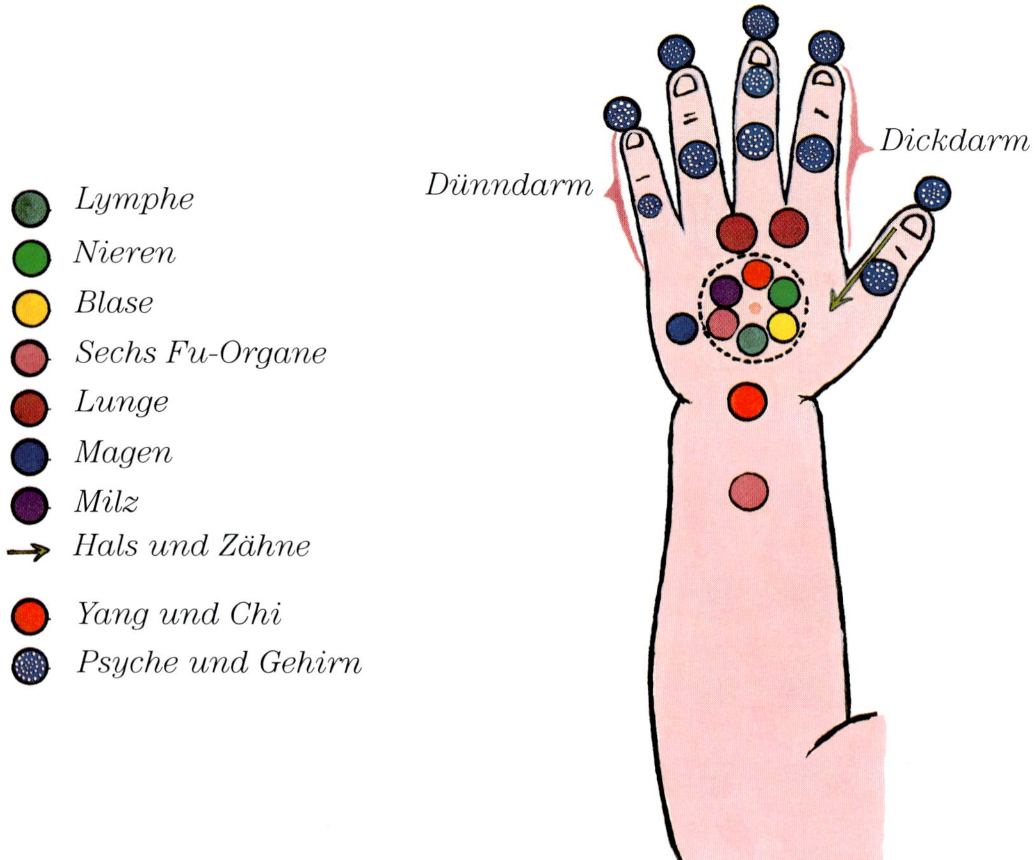

Der Handrücken

Hier, an der Rückseite des Daumens, befinden sich das Zahn- und das Halsschmerzareal. Über sie können Sie besonders gut die Schmerzen beim Zahnen lindern.
Das kreisförmige Areal auf dem Handrücken des Kindes steht mit den lymphatischen Gefäßen, insbesondere der Milz und der Niere, in Verbindung. Seine Hauptbedeutung liegt in der Unterstützung der Transportfähigkeit der Lymphe.

Die Bedeutung der Linien am Unterarm

Haben Sie noch ein wenig Geduld! Wir behandeln jetzt mit dem Grundgriff und zwei ausgestreckten Fingern die drei Linien des Unterarmes. Sie sind die Verlängerung der Finger und Handareale. Ich habe Ihnen ja gestern schon angekündigt, daß ich Ihnen die Bedeutung der Linien erkläre:

Die **mittlere Linie** steht in Verbindung mit dem Gehirn und der emotionalen Sphäre des Kindes.

Die Sechs Fu-Organe sind für den Transport zuständig

Die **innere Linie** steht mit den *Sechs Fu-Organen* in Verbindung. Das sind die Organe des Transports. Dazu gehören Magen, Dünndarm, Dickdarm, Blase, Gallenblase und das lymphatische System.

Die **äußere Linie** repräsentiert reflektorisch die Lunge und die vitalen Kräfte des Kindes.

»Wie lange sollen wir die Linien jeweils behandeln?«, fragten wir.

Grundsätzlich empfiehlt sich als Behandlungsdauer der Areale und Linien jeweils eine Minute.

Dr. Hong wandte sich dem Jungen zu. Er lächelte ihn freundlich an und sagte ein paar zutrauliche Worte auf Chinesisch zu ihm. Dann drehte er sich kurz zu uns um und schlug vor:
»Erlauben Sie mir, die Behandlung jetzt fortzusetzen.
Sie können inzwischen noch einen kleinen Schluck Grünen Tee zu sich nehmen. Das erfrischt und macht aufnahmefähig.«

Die Anwendungen

Die kleine Kräftigungsmassage

So können Sie Krankheiten vorbeugen

Heute war Dr. Hong besonders gut gelaunt, denn er hatte gerade eine Einladung nach Amsterdam bekommen. Er sollte dort in einer Kinderklinik für längere Zeit die Theorie und Praxis der sanften Kindermassage lehren.
Er lachte dem Kind freundlich zu, und seine Stimme klang sehr heiter.
»Heute zeige ich Ihnen, wie Sie Krankheiten bei Kindern vorbeugen können. Wir nennen es Prophylaxe oder Prävention. Die kleine Vorbeugemassage führen wir nach einem bestimmten Plan durch. Wir unterstützen damit das natürliche Gleichgewicht des Körpers und stärken das Immunsystem. Schließlich regen wir den Stoffwechsel an und dienen der gesunden Kinderpflege.

Sehen Sie sich dieses Bild an (Seite 37).
Jetzt gehen wir genau die zwei Teile des Massageplanes durch.

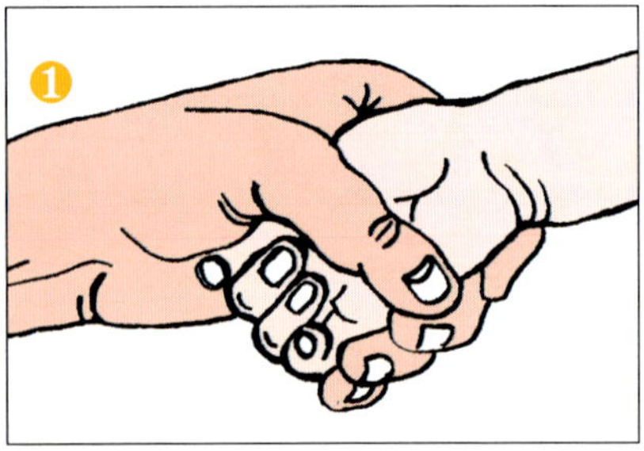

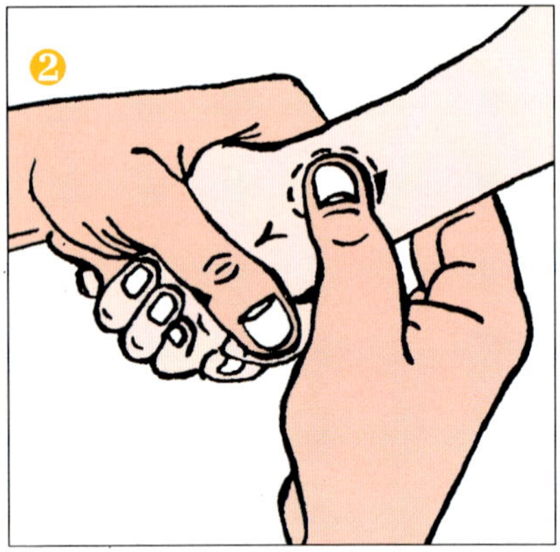

1. Behandlung der Hand und des Unterarmes

1 Wie immer beginnen Sie mit dem **Grundgriff** der Kindermassage.
Die linke Hand des Kindes liegt jetzt stabil in Ihrer Hand. Die Innenseite des Handgelenks ist nach oben gerichtet.
2 Massieren Sie kreisförmig mit Ihrem Daumen die Innenseite des Handgelenks. Diese erste sanfte Massage-

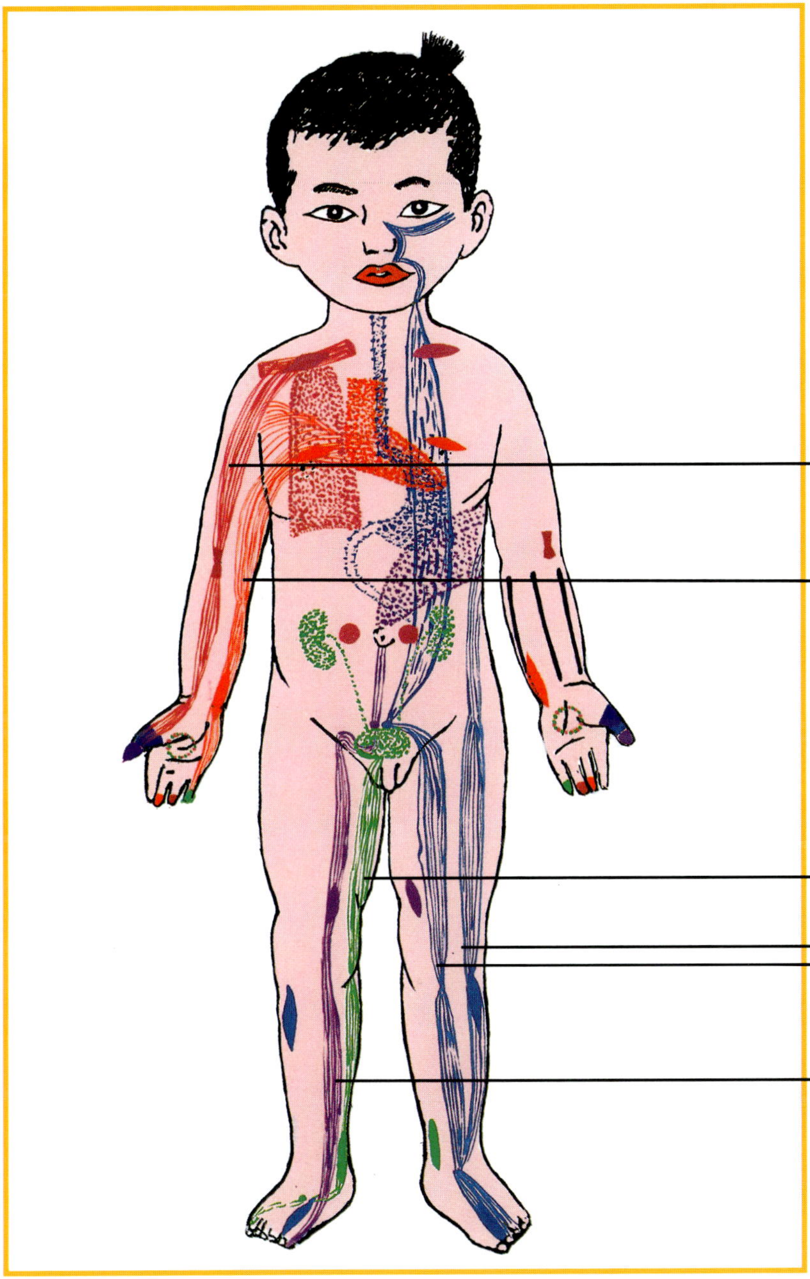

Areale und Muskelbahnen der kleinen Kräftigungsmassage

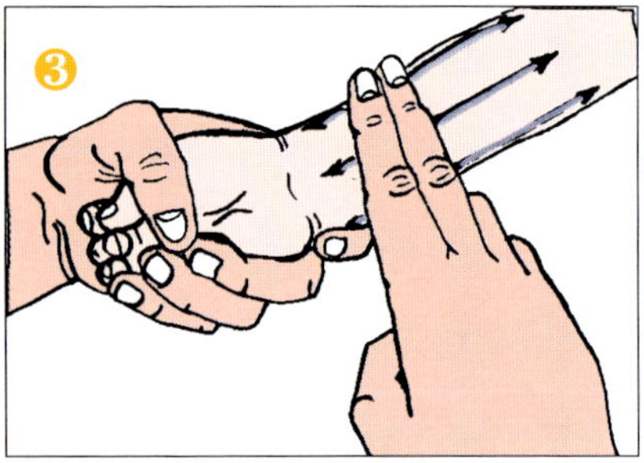

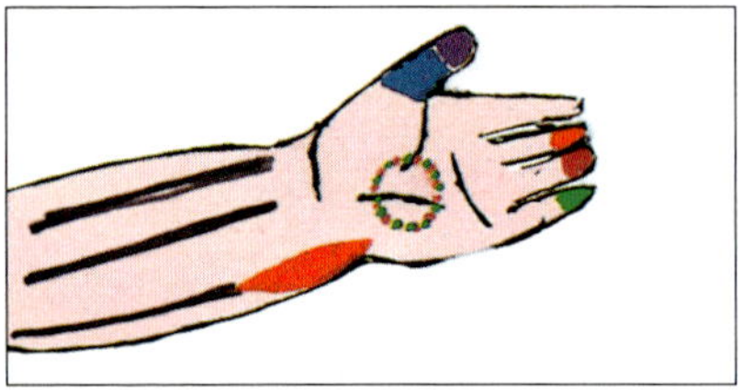

Die wichtigen Handareale

bewegung ist sehr wichtig für die emotionale Kontaktaufnahme mit dem Kind.

❸ Anschließend behandeln wir die **drei wichtigen Linien** des Unterarmes mit der Innenseite des Zeigefingers und des Mittelfingers. Zuerst massieren wir die mittlere Linie des Unterarmes, dann die innere Linie und am Ende die äußere Linie. Jede Linie behandeln wir mindestens eine Minute lang.

Nachfolgend massieren wir die für die **Milz** und den **Magen** wichtigen Areale auf dem Daumen. Danach behandeln wir die Areale des Kinderhändchens: am Mittelfinger das **Herzareal**, am Ringfinger das **Lungenareal**, und am fünften Finger das **Nierenareal**.
Anschließend massieren Sie eine halbe bis eine Minute lang den Handinnenflächenkreis.

2. Massage der Muskelbahnen

Ein Blick auf Seite 37 verrät Ihnen den Verlauf der jetzt zu massierenden Bahnen. Massieren Sie mit der ganzen Handfläche zunächst die Arme, entlang der **Herzmuskelbahn**, vom kleinen Finger beginnend bis zur Herzregion; dann an der **Lungenmuskelbahn**, vom Daumen angefangen bis zum Schlüsselbein des Kindes. Diese Massagebewegungen führen Sie mindestens fünf bis acht Mal aus.
Anschließend massieren Sie die **Magenmuskelbahn**, vom Fußrücken bis hinauf zum Kopf des Kindes, zum Abschluß die **Milzmuskelbahn**, von der großen Zehe bis zur Milzregion unter dem linken Rippenbogen und die **Nierenmuskelbahn**, von der Innenseite des Sprunggelenkes bis zum Unterbauch Ihres Kindes.

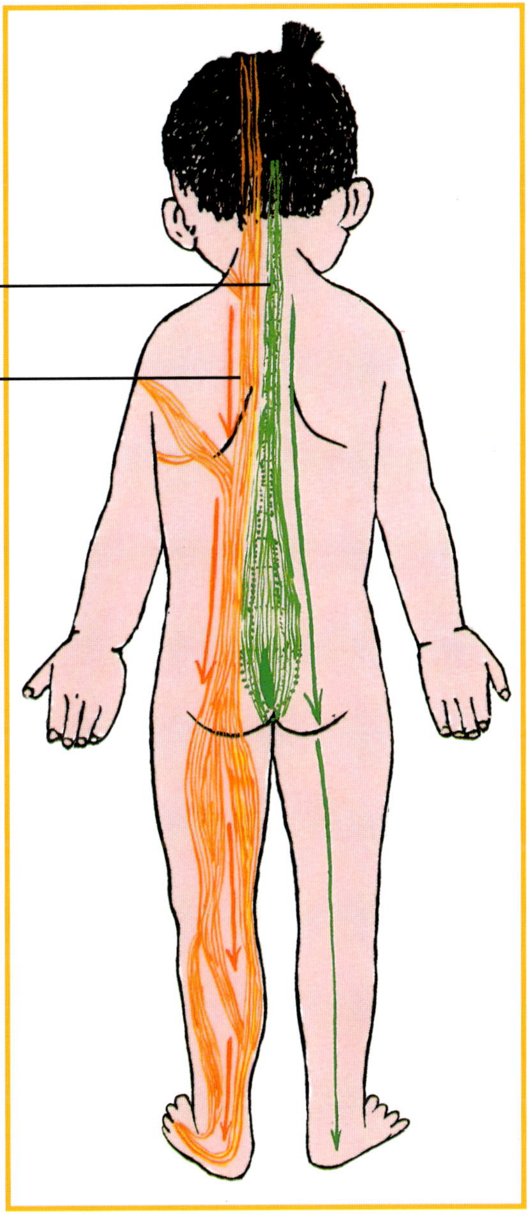

Der Rücken des Kindes

Auf dem Rücken des Kindes massieren Sie mit beiden Handflächen entlang der Wirbelsäule, von oben nach unten, mindestens fünf bis acht Mal die **Wirbelsäulenmuskelbahn**, im Anschluß daran die **Blasenmuskelbahn** vom Kopf bis zu den Fersen des Kindes.

Die kleine Kräftigungsmassage hilft Ihrem Kind bei der Aufnahme der vielfältigen Reize der Umwelt sowie der besseren Verarbeitung seiner Erlebnisse. Bedenken Sie, daß sich Ihr Kind ständig im Wachstum und in der Entwicklung befindet! Deshalb unterliegt seine Abwehr sehr starken Schwankungen. Mit der kleinen Kräftigungsmassage bekommt es ein ausgewogenes und harmonisches Körpererleben, besonders nach Reisen, Besuchen, Kindergarten und anderen Ereignissen.«

Erkältung und Fieber

Erkältung und Fieber sind die häufigsten gesundheitlichen Beeinträchtigungen unserer Kinder. Sie zeigen uns immer an, daß das Kind in seinem Wasser- und Energiehaushalt stark beansprucht ist. In der Regel ist das Immunsystem überaktiviert und der Stoffwechsel sehr beschleunigt.

Wie Erkältung und Fieber entstehen

Meistens entstehen Erkältung und Fieber unter Einwirkung übermäßiger Kälte und Wärme. Besonders Wind oder auch nur ein Luftzug wirkt sich oft sofort aus.
Schnell wechselnde Temperaturen, die auch klimatisch bedingt sein können, strapazieren den Wasserhaushalt und die Abwehrkräfte. Die Anpassungsfähigkeit eines Kindes ist damit oft überfordert.
Es reagiert mit Fieber. Dadurch entgleist das Gleichgewicht des Wassers im Körper: Der Wasserhaushalt kommt durcheinander, das Kind schwitzt. Die dadurch weit geöffneten Poren der Haut sind jedoch gleichzeitig eine beliebte Eintrittspforte für Viren und Bakterien. So gelangen Mikroorganismen in die Haut und dann in die Blutbahn. Diese momentane Schwäche des Immunsystems führt zu einer raschen Ausbreitung der Erreger, die von dem lymphatischen Gewebe des Nasen-, Rachen- und Mundraumes sowie von den Mandeln abgefangen werden. Schnupfen, Halsweh, Nasen- und Ohrenentzündung zeigen auf diese Weise die im Übermaß beanspruchte Abwehrfähigkeit des Kindes an.
Niere und Blase gelten als die hauptverantwortlichen Organe für den Energie- und Wasserhaushalt. Daher behandeln wir gezielt die entsprechenden Areale und Muskelbahnen – sehen Sie sich das Bild auf Seite 41 an.

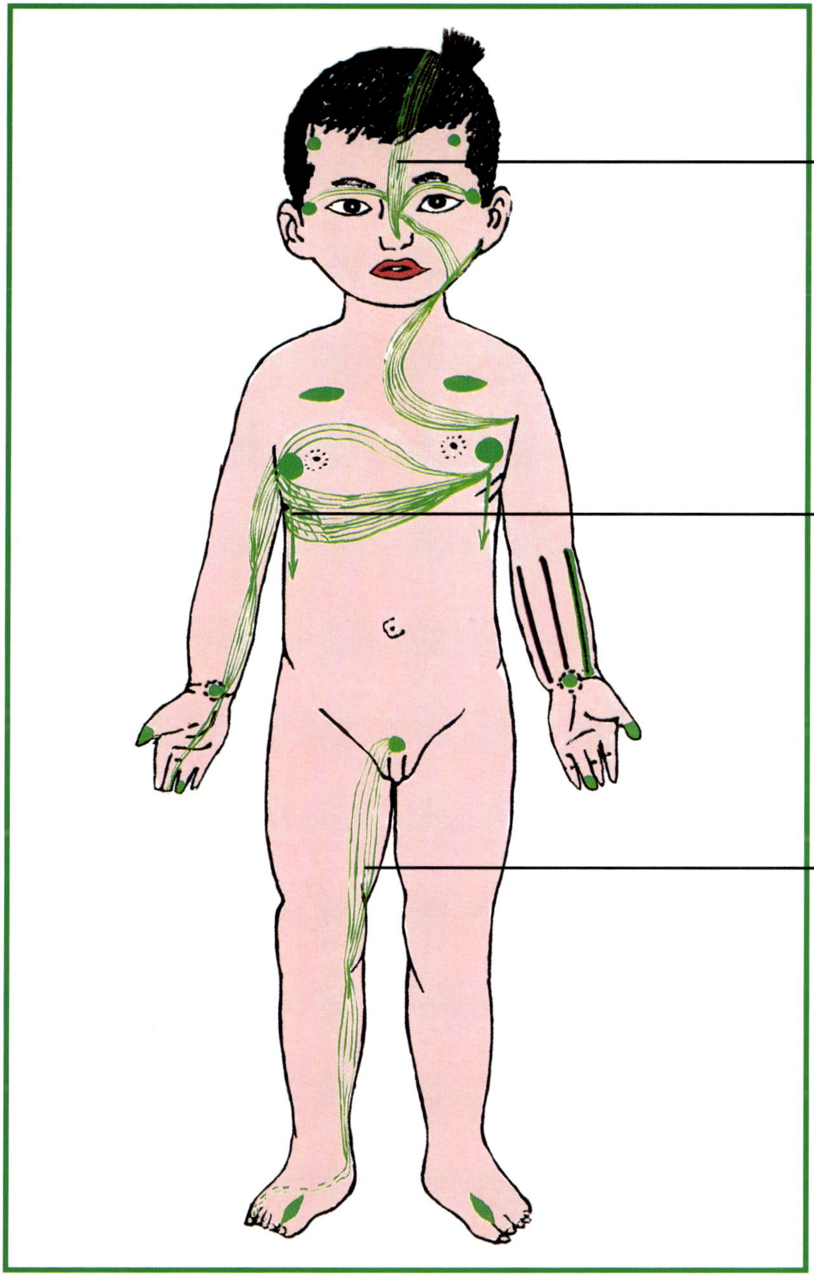

Die wichtigsten Areale und Muskelbahnen bei Erkältung und Fieber

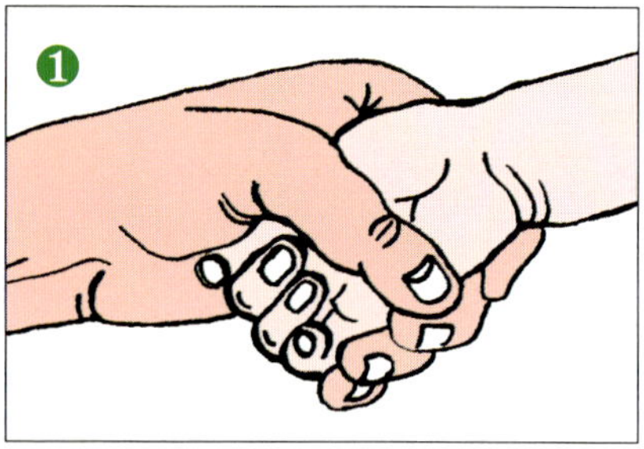

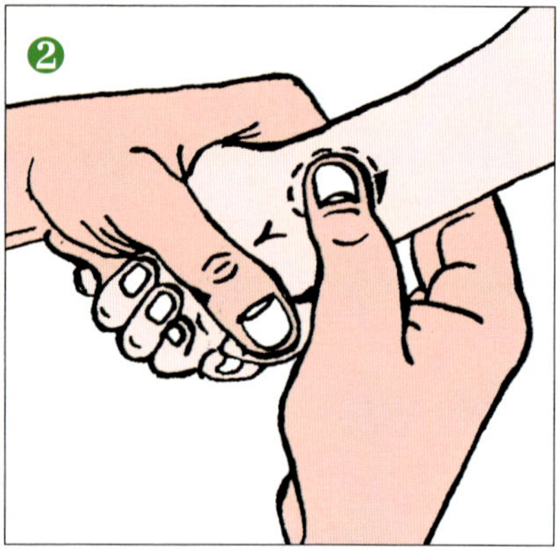

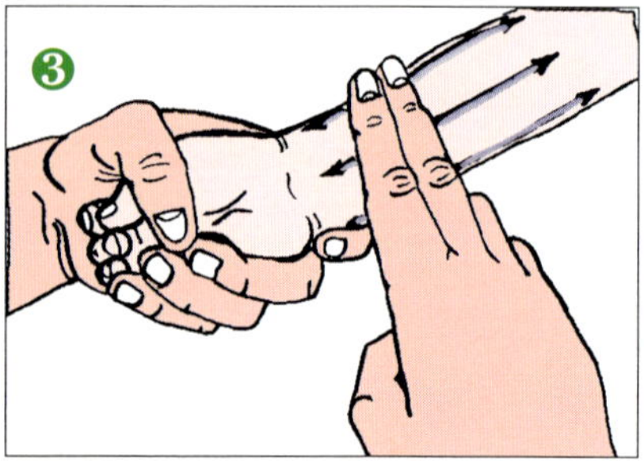

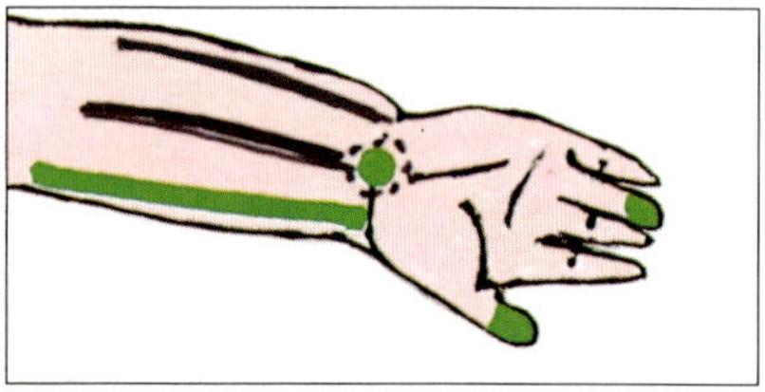

Die wichtigen Handareale

1. Behandlung der Hand und des Unterarmes

❶ Wie immer beginnen Sie mit dem **Grundgriff** der Kindermassage.
Die linke Hand des Kindes liegt jetzt stabil in der Ihren. Die Innenseite des Handgelenks ist nach oben gerichtet.

❷ Massieren Sie kreisförmig mit Ihrem Daumen die **Innenseite des Handgelenks**. Vergessen Sie nicht: Diese Massagebewegung ist sehr wichtig für die emotionale Kontaktaufnahme mit dem Kind.

❸ Danach behandeln wir die **drei Linien des Unterarmes** mit der Innenseite des Zeigefingers und des Mittelfingers: zuerst die mittlere Linie des Unterarmes, dann die innere Linie und am Ende die äußere Linie. Jede Linie behandeln wir mindestens eine Minute lang.
Nachfolgend massieren wir das für die **Milz** wichtige Areal auf dem Daumen, das Areal am Mittelfinger für das **Herz** und den **Herzbeutel** sowie das **Areal der Lunge** am vierten Finger. Dieses Mal massieren wir gezielt die **Areale des Handrückens** des Kindes an allen fünf Fingern und behandeln das Areal am Ansatz des Daumens, um das Fieber zu senken.
Anschließend massieren Sie eine halbe bis eine Minute lang den Handrückenkreis und das Areal der Lymphe, das direkt neben dem Kreis liegt.

2. Massage der Muskelbahnen

Massieren Sie danach mit der ganzen Handfläche zunächst die Arme entlang der **Herzbeutelmuskelbahn**: Sie beginnen auf der Innenseite des Mittelfingers, setzen die Massage entlang der Innenseite des Armes fort und

schließen sie in einer breiten Schleife über der Brust ab. ❹ Behandeln Sie nun die **Areale der Lungen**, die direkt unter dem Schlüsselbein liegen, mit zwei ausgestreckten Fingern ❺ und anschließend die **Herzbeutelareale**.
Dann massieren Sie die **Blasenmuskelbahn** von der Achselhöhle angefangen s-förmig über Brust, Hals und Nase bis zur Kopfspitze des Kindes. An den Schläfen behandeln Sie sanft mit der kreisförmigen Massagebewegung die Fieberpunkte, die wir Chinesen Tai-Yang, die Sonne, nennen. Die **Nierenmuskelbahn** massieren wir, von der inneren Seite des Fußes ausgehend, über die Innenseite des Sprunggelenks und des Beines, bis zum Unterbauch des Kindes. Die langen Massagebewegungen führen Sie mindestens fünf bis acht Mal aus.

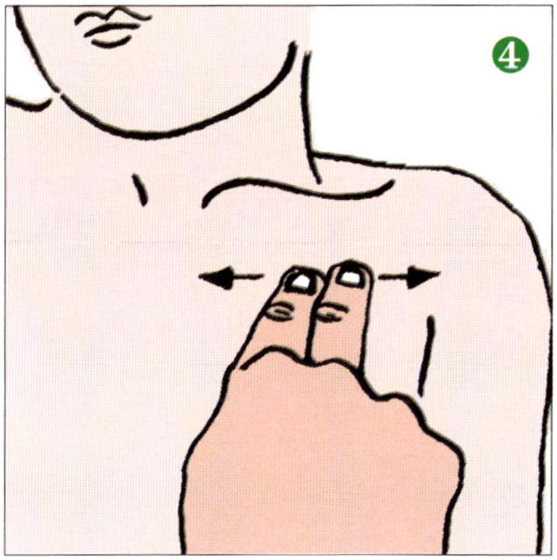

Die Behandlung des Lungenareals

Der Rücken des Kindes

Ihr Kind kann sich jetzt auf den Bauch legen. Massieren Sie nun mit beiden Handflächen an der Wirbelsäule entlang, von oben nach unten mindestens fünf bis acht Mal die **Wirbelsäulenmuskelbahn**; dann die **Blasenmuskelbahn** vom Kopf bis zu den Fersen. Auf der nächsten Seite finden Sie die Bahnen dargestellt.
Dort werden Ihnen zwei Areale am Ansatz des Hinterkopfes auffallen. Sie sind der Gallenblase zugeordnet. Wir massieren sie bei allen Erkältungskrankheiten.

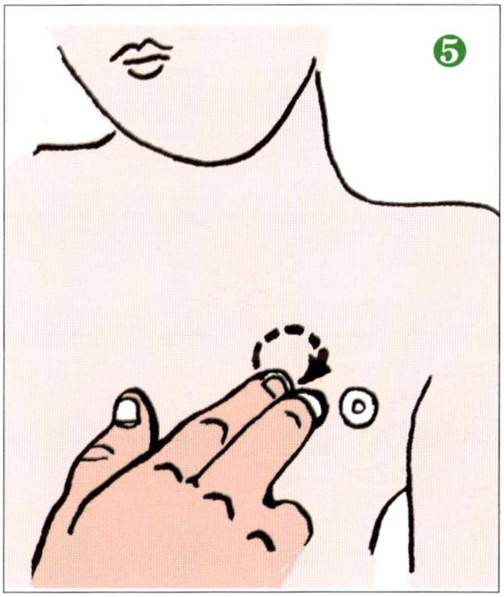

Die Behandlung des Herzbeutelareals

Was Sie sonst noch tun können

Ziehen Sie Ihr Kind warm an, z.B. mit einem Unterhemdchen mehr. Das Schwitzen wird dadurch aufgefangen und der Wärmeverlust gering gehalten.
Achten Sie darauf, daß Ihr Kind genug trinkt, vorzugsweise Kräutertee (Kamille, Hagebutte oder Zinnkrauttee).

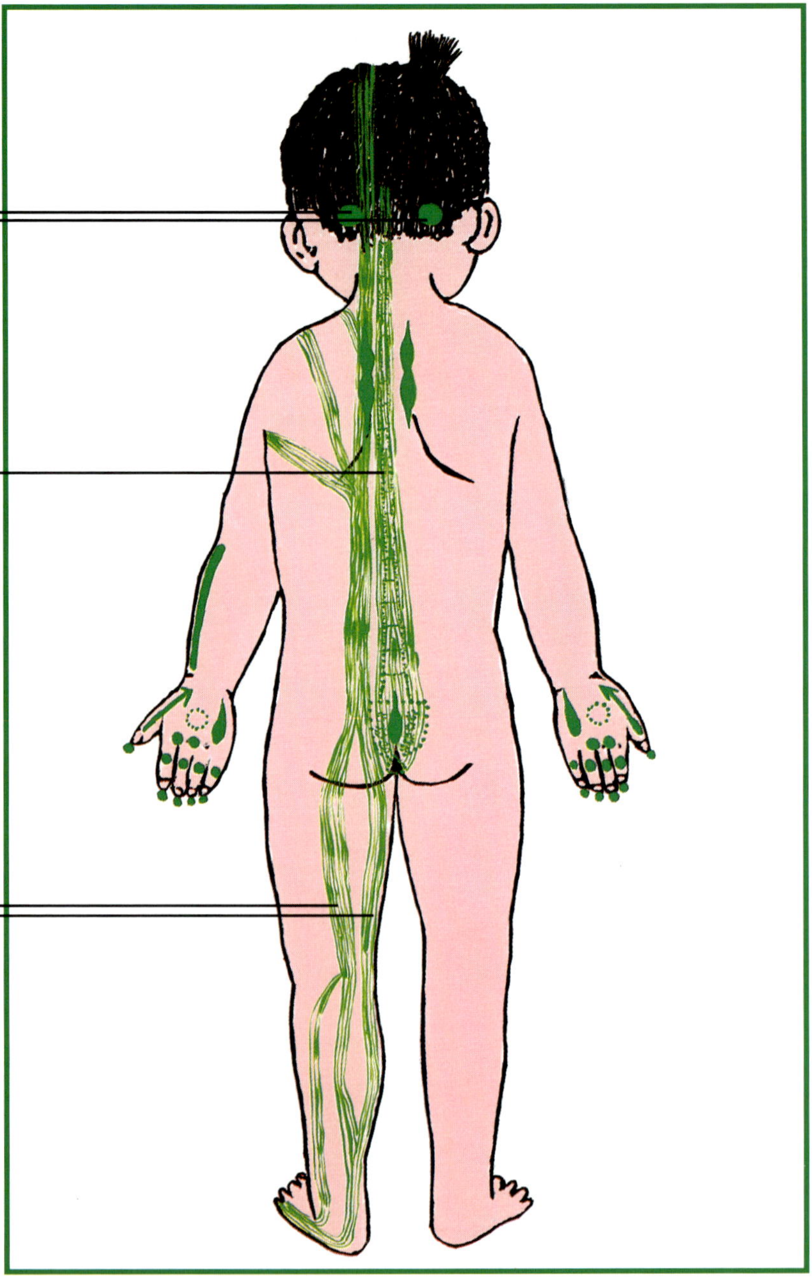

Der Rücken mit den bei Erkältung und Fieber wichtigen Muskelbahnen

Atemwegserkrankungen

»Auch hier bei uns in China gehören die Erkrankungen der Atemwege mittlerweile zu den größten Herausforderungen der heutigen Zeit. Mit dem einfachen Husten hat es jedes Kind immer wieder zu tun. In unserer Zeit – mit den bekannten Problemen der Luftqualität – wird daraus nicht selten ein chronischer Reizhusten, Bronchitis, Pseudokrupp, oder gar obstruktive Bronchitis. Selbst die fast vergessene Lungenentzündung ist keine Seltenheit mehr.

Manche dieser Krankheiten sind gefährlich für unsere Kinder, und nicht selten schickt der Arzt den kleinen Patienten zu dessen eigenem Schutz ins Krankenhaus.

Dauert die Erkrankung zu lange, werden die Abwehrkräfte übermäßig beansprucht. Zu viel der vitalen Energie des Kindes muß für die Bekämpfung der Erkrankung bereitgestellt werden. Dadurch stehen dem normalen Wachstumsprozeß und der Entwicklung des Kindes weniger Kräfte zur Verfügung. Nicht selten kommt es zu einer Überwucherung des lymphatischen Systems, das eine operative Entfernung der Nasen- und Rachenpolypen notwendig machen kann.

Mit der sanften Heilmassage unterstützen wir die Abwehrkräfte

Bei Energiemangel, wie wir Chinesen sagen, gibt es zu wenig vom *Chi*, damit meinen wir zu wenig Lebensenergie. Hier unterstützen wir durch die sanfte Kindermassage die Funktion des gesamten Atmungsapparates.

Die Lunge, das Herz, der Herzbeutel, der Dickdarm und die Leber sind die grundlegend wichtigen Organe.

Sehen Sie sich das Bild auf der nächsten Seite an.«

»Ich kann Ihnen diese Anwendung mit Li-Di zeigen. Sie hat chronisches Asthma und kommt mehrmals in der

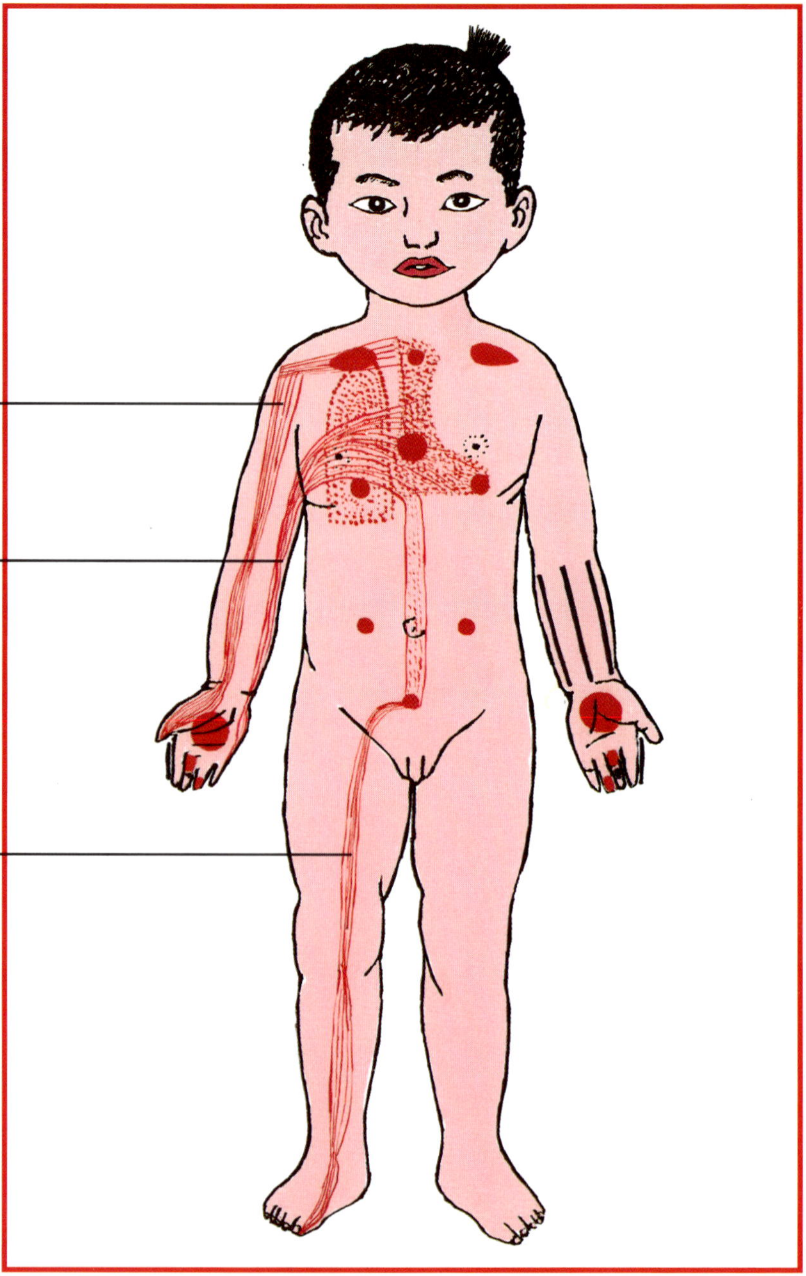

Die wichtigsten Areale und Muskelbahnen bei Atemwegs-erkrankungen

Woche zu uns in Behandlung. Ihre Eltern haben es übrigens schon mit zahlreichen anderen Therapien versucht. Bei Asthma muß man jedoch Geduld haben. Eine chronische Krankheit entsteht langsam und kann daher auch nur langsam geheilt werden. Die sanfte Kindermassage kann diesen Heilungsprozeß wirklich gut unterstützen. Li-Di, kann ich unseren Gästen die Behandlung mit dir vorführen?« – Li-Di lehnte sich bereitwillig zurück, und Dr. Hong begann mit der Massage.

1. Behandlung der Hand und des Unterarmes

❶ »Wie immer beginnen Sie mit dem **Grundgriff** der Kindermassage.
Die linke Hand des Kindes liegt jetzt stabil in der Ihren. Die Innenseite des Handgelenks ist nach oben gerichtet.
❷ Massieren Sie kreisförmig mit Ihrem Daumen **die Innenseite des Handgelenks**.

❸ Danach behandeln wir die **drei wichtigen Linien** des Unterarmes mit der Innenseite des Zeigefingers und des Mittelfingers. Zuerst massieren wir die mittlere Linie des Unterarmes, dann die innere Linie und am Ende die äußere Linie. Jede Linie behandeln wir wieder mindestens eine Minute lang.

Nachfolgend massieren wir für die **Lunge** das Areal des vierten Fingers und für **Herz** und **Herzbeutel** die Areale des Mittelfingers. Das **Dickdarmareal** befindet sich an der Außenseite des Zeigefingers. Zwei weitere Dickdarmareale sind auf dem Handrücken zwischen Zeigefinger und dem Daumen sowie in der Armbeuge.
Anschließend massieren Sie eine halbe bis eine Minute lang den Handinnenflächenkreis.

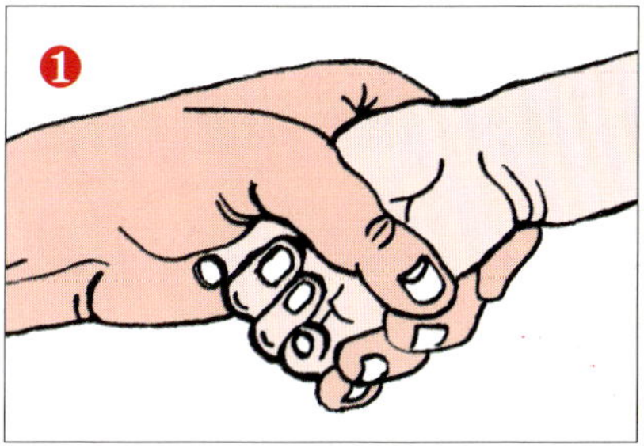

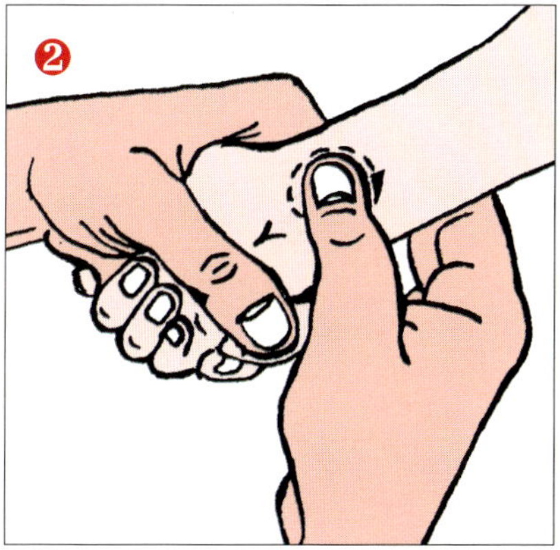

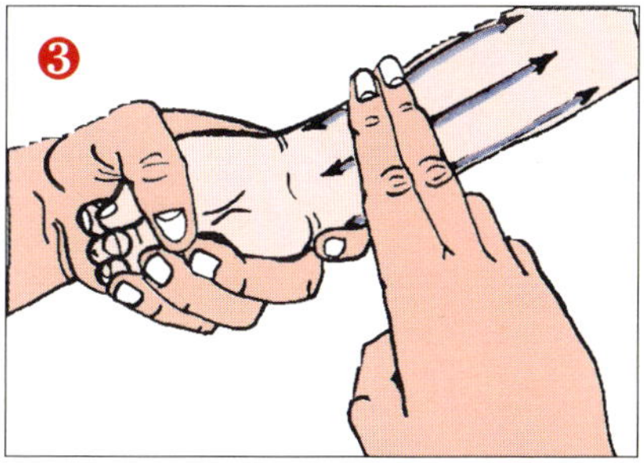

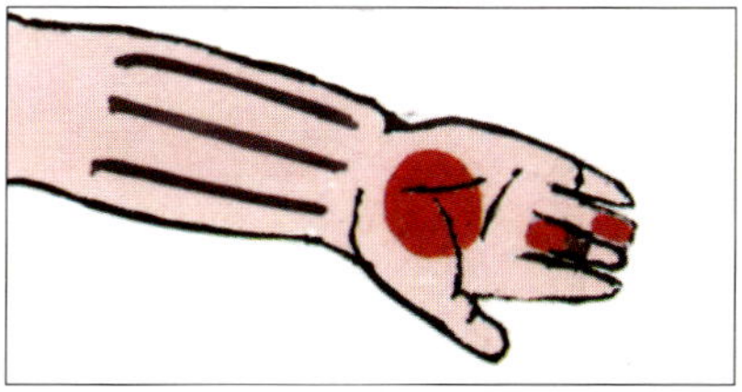

Die wichtigen Handareale

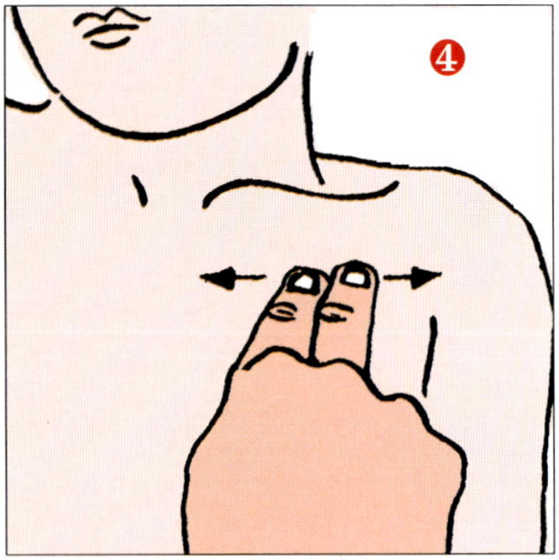

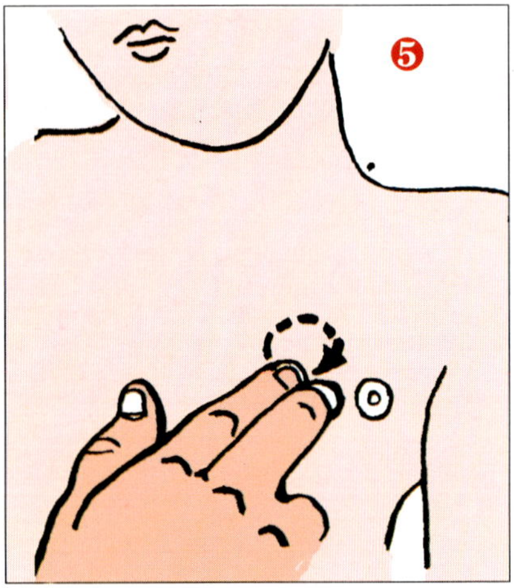

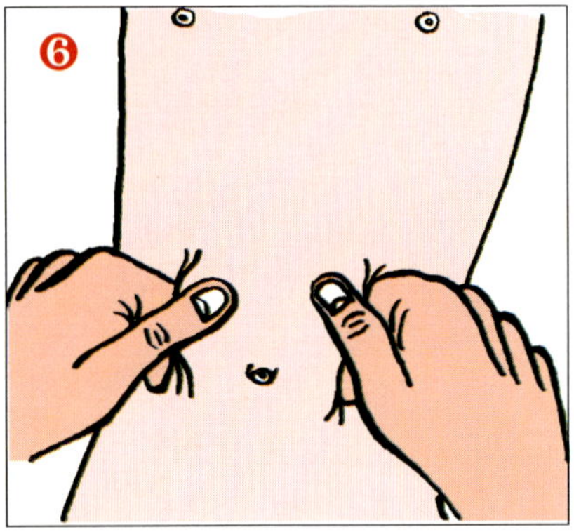

2. Massage der Muskelbahnen

Massieren Sie mit der ganzen Handfläche zunächst die Arme entlang der **Lungenmuskelbahn,** vom Daumen angefangen bis zum Schlüsselbein des Kindes; dann die **Herzmuskelbahn,** vom kleinen Finger beginnend, bis zur Herzregion. Die langen Massagebewegungen führen Sie mindestens fünf bis acht Mal aus. ❹ Behandeln Sie nachfolgend die **Areale der Lungen,** die direkt unter dem Schlüsselbein liegen, mit zwei ausgestreckten Fingern, und die ❺ **Herzbeutelareale.** Anschließend massieren Sie die **Lebermuskelbahn** von der Großzehe, über die Innenseite des Knies, bis zur Magengrube.
❻ Zur Harmonisierung der Atmung kneifen Sie mit Daumen und Zeigefinger beidseitig des Nabels (siehe Abbildung).

Massieren Sie nun mit beiden Handflächen an der Wirbelsäule entlang, von oben nach unten, mindestens fünf bis acht Mal die **Wirbelsäulenmuskelbahn** und die **Blasenmuskelbahn** vom Kopf bis zu den Fersen.
Jetzt haben Sie sich eine Teepause verdient.«

Was Sie sonst noch tun können

Schützen Sie Ihr Kind vor Temperaturschwankungen, da dadurch ein Hustenanfall ausgelöst werden kann.
Achten Sie auf den Wasserhaushalt Ihres Kindes: Geben Sie ihm bedeutend mehr zu trinken als normal. Zu empfehlen sind Kräutertees, besonders Spitzwegerich- und Breitwegerichtee, da sie die Abwehr stimulieren, ruhig gesüßt.
Vorsicht bei fiebersenkenden Medikamenten: Sie können allergische Reaktionen der Bronchien (z.B. Husten) auslösen!

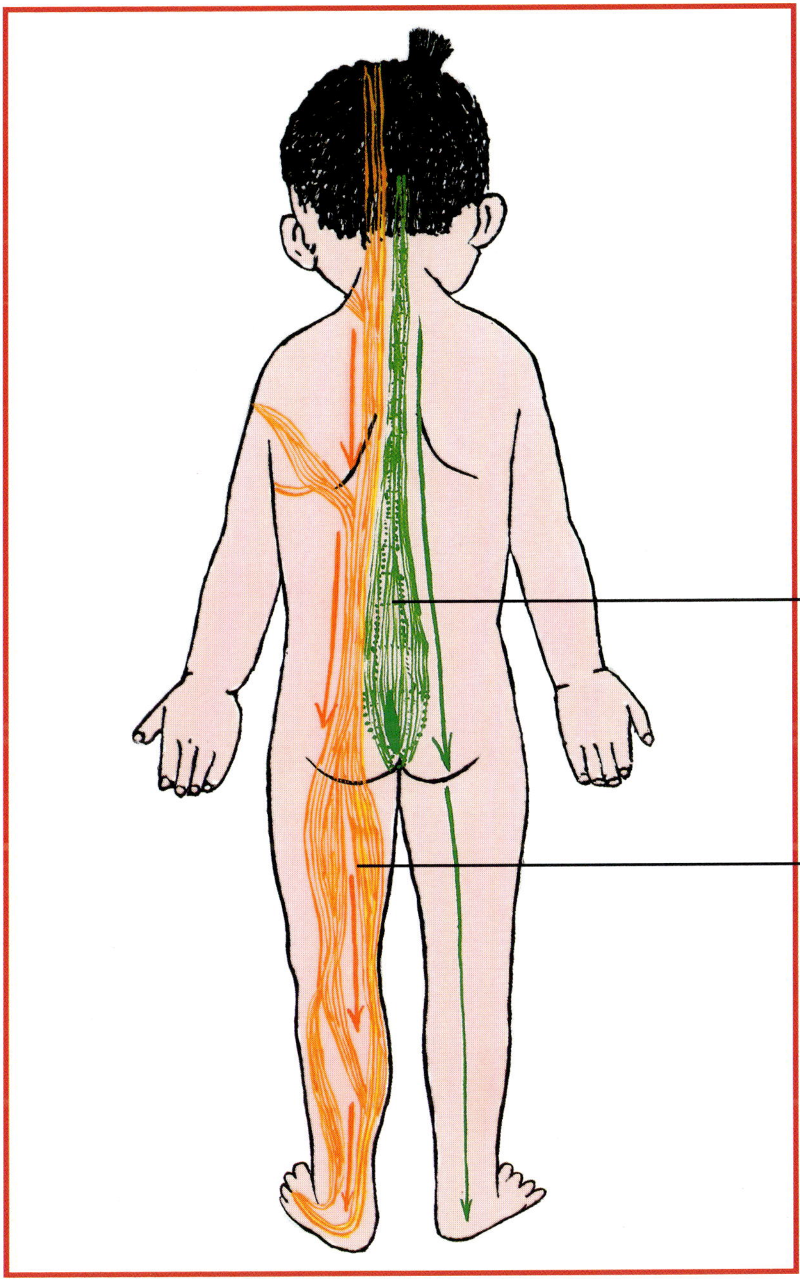

Der Rücken mit den bei Atemwegserkrankungen wichtigen Muskelbahnen

Magen-Darm-Störungen

Lunge und Dickdarm gehören in der Traditionellen Chinesischen Medizin zusammen

»Wußten Sie, daß einer Atemwegserkrankung häufig eine Magen-Darm-Störung folgt oder auch vorausgeht – also beide Erkrankungen eng zusammenhängen?
Sehen Sie, Lin ist es genauso ergangen. Seit einigen Tagen leidet er unter Brechdurchfall.
In der traditionellen chinesischen Medizin gehören Dickdarm und Lunge als Organe von ihrer Aufgabe her gesehen zusammen. Beide nehmen Elemente und Stoffe auf und geben ab, was nicht verwertbar ist. Dieser Zusammenhang ist uns Chinesen schon sehr lange, seit mehr als tausend Jahren bekannt.

Magen-Darm-Störungen können wir häufig bei unseren Kindern vom frühesten Säuglingsalter bis zur Pubertät beobachten.
Verschiedene Antigene, ich meine hier ein körperfremdes, verändertes Eiweiß, krankhafte Erreger, Bakterien und Viren sowie schwerverdauliche Nahrung sind oftmals Ursachen für Störungen im Magen-Darm-Trakt.
Auch seelische Belastungen des Kindes können sich in einer Magen-Darm-Störung äußern. Also nicht nur uns schlägt das eine oder andere unangenehme Erlebnis auf den Magen, auch bei unseren Kindern reagiert dieser Bereich des Körpers zuerst. Nutzen Sie die außergewöhnliche Situation des vertrauenvollen Gebens und Nehmens in der sanften Kindermassage deshalb getrost auch dazu, zu spüren, ob Ihr Kind verspannt ist, Bauchweh oder Kummer hat.
Kleine Veränderungen im kindlichen Lebensrhythmus, ein Klimawechsel, Umstellung der Nahrungsaufnahme

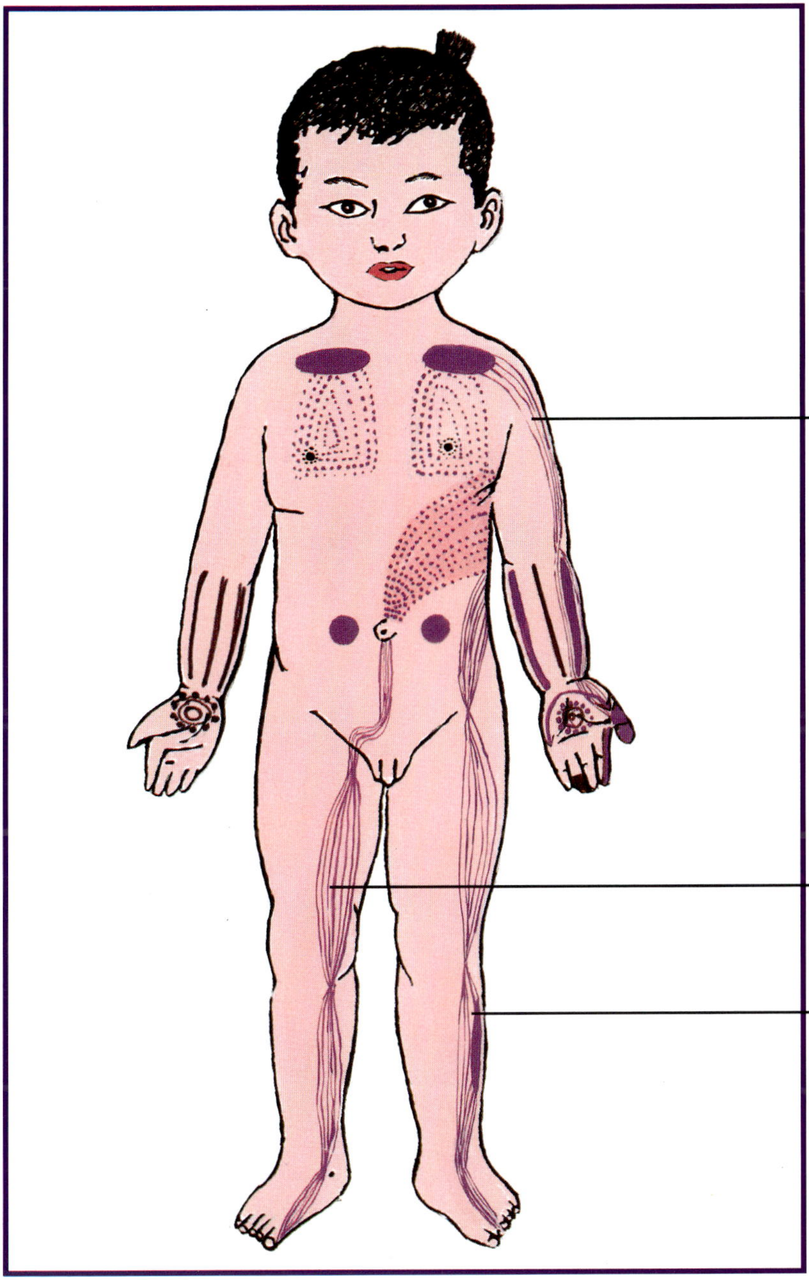

Die wichtigsten Muskelbahnen bei Magen-Darm-Störungen

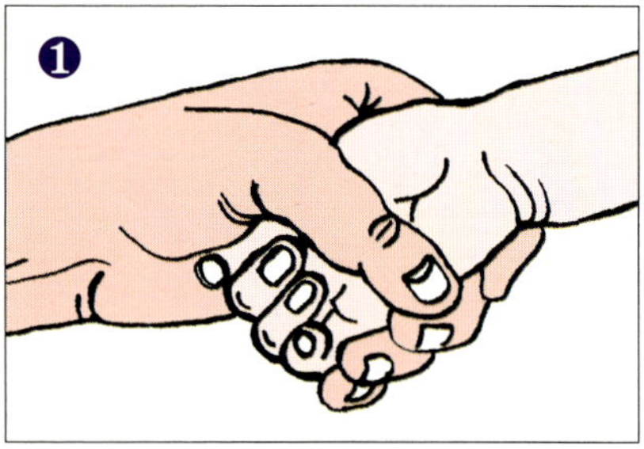

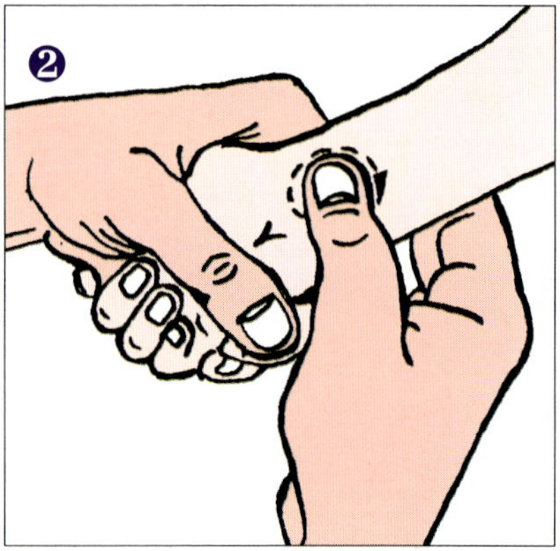

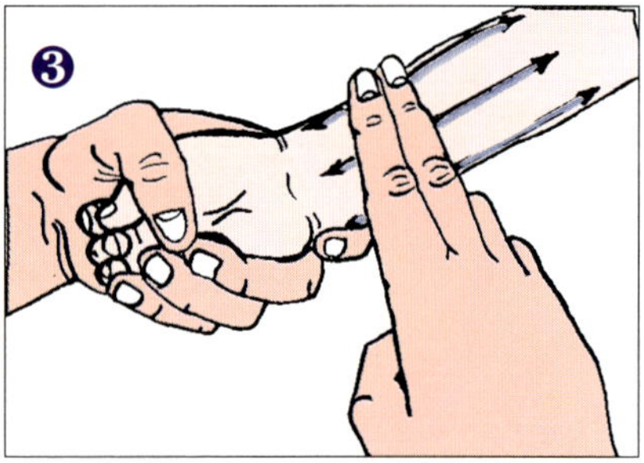

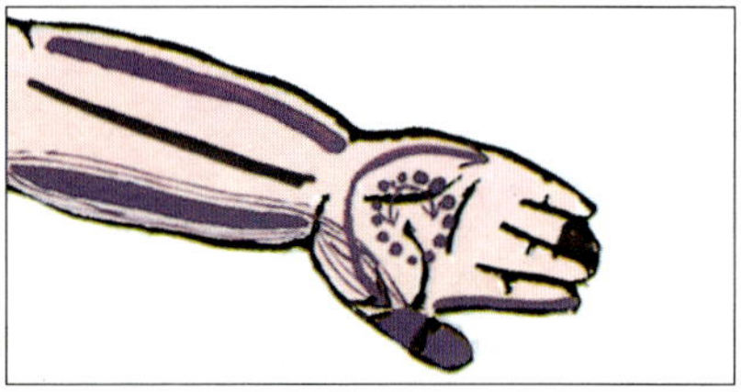

Die wichtigen Handareale

oder im Schlafrhythmus sind die typischen Beanspruchungen der körperlichen Orientierung eines Kindes. Das kann so weit gehen, daß Umstellungen bei den Essenszeiten, früheres oder späteres Zubettgehen zu Magen- oder Verdauungsproblemen führen können. Bei diesem Krankheitsbild schenken wir dem Magen als dem Organ der Nahrungsaufnahme, der Milz als dem Organ, das die Nahrung umwandelt, und der Lunge als Sauerstofflieferanten zur Nahrungsverbrennung die meiste Aufmerksamkeit. Sehen Sie sich jetzt das Bild an.

1. Behandlung der Hand und des Unterarmes

❶ Wie immer beginnen Sie mit dem **Grundgriff** der Kindermassage. Die linke Hand des Kindes liegt jetzt stabil in der Ihren. Die Innenseite des Handgelenks ist nach oben gerichtet.
❷ Massieren Sie kreisförmig mit ihrem Daumen die Innenseite des Handgelenks.

❸ Anschließend behandeln wir die **drei wichtigen Linien des Unterarmes** mit der Innenseite des Zeigefingers und des Mittelfingers. Zuerst massieren wir die mittlere Linie des Unterarmes, dann die innere Linie und zuletzt die äußere Linie. Jede Linie behandeln wir mindestens eine Minute lang.

Nachfolgend massieren wir das für den **Magen** und die **Milz** wichtige Areal auf dem Daumen und Handballen. Dann das **Dickdarmareal** an der äußeren Seite des Zeigefingers. Danach behandeln wir das **Areal der Lunge** am Ringfinger.
Anschließend massieren Sie eine halbe bis eine Minute lang den Handinnenflächenkreis.

2. Massage der Muskelbahnen

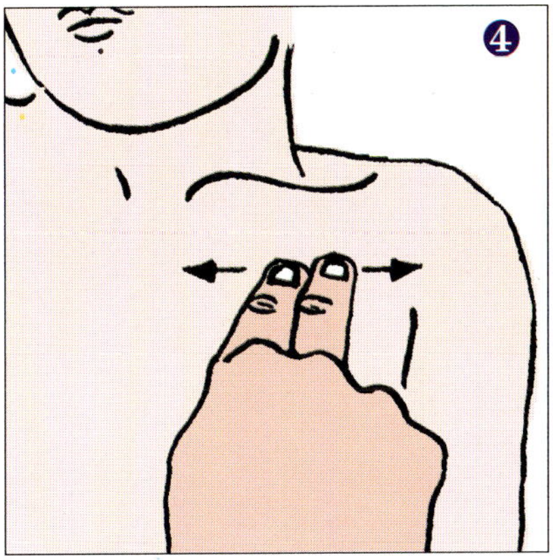

Massieren Sie danach mit der ganzen Handfläche die Arme, entlang der **Lungenmuskelbahn** vom Daumen angefangen, bis zum Schlüsselbein des Kindes. ❹ Behandeln Sie mit zwei ausgestreckten Fingern die Areale der Lungen, die direkt unter dem Schlüsselbein liegen.
Nun massieren Sie die **Magenmuskelbahn** vom Fußrücken bis zum Kopf des Kindes; anschließend die **Milzmuskelbahn** von der großen Zehe bis zur Milzregion unter dem linken Rippenbogen.

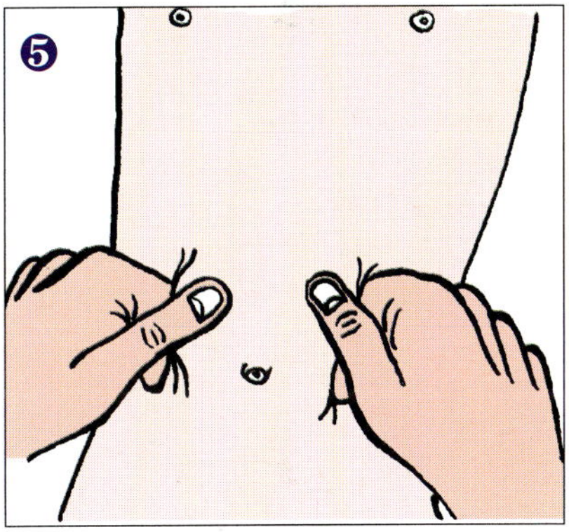

❺ Zur Harmonisierung der Atmung kneifen Sie mit Daumen und Zeigefinger beidseitig des Nabels (siehe Abbildung rechts).«

»Willst du dich jetzt auf den Bauch legen?« fragte Dr. Hong Lin auf Chinesisch. Lin lächelte ihn an und drehte sich um.
»Auf dem Rücken des Kindes massieren Sie mit beiden Handflächen entlang der Wirbelsäule von oben nach unten mindestens fünf bis acht Mal die **Wirbelsäulenmuskelbahn** und die **Blasenmuskelbahn** vom Kopf bis zu den Fersen des Kindes.

Was Sie sonst noch tun können

Ernähren Sie Ihr Kind ohne Fett, Fleisch- und Milchprodukte. Achten Sie darauf, daß es viel trinkt, vorzugsweise Fencheltee, ruhig kräftig mit Zucker gesüßt – der spendet Energie und belastet Magen und Darm am wenigsten.
Zum Essen: Getreide in gekochten Zubereitungen (Flocken, Nudeln), vorzugsweise aus Dinkel, als Aufbaukost Weißbrot.

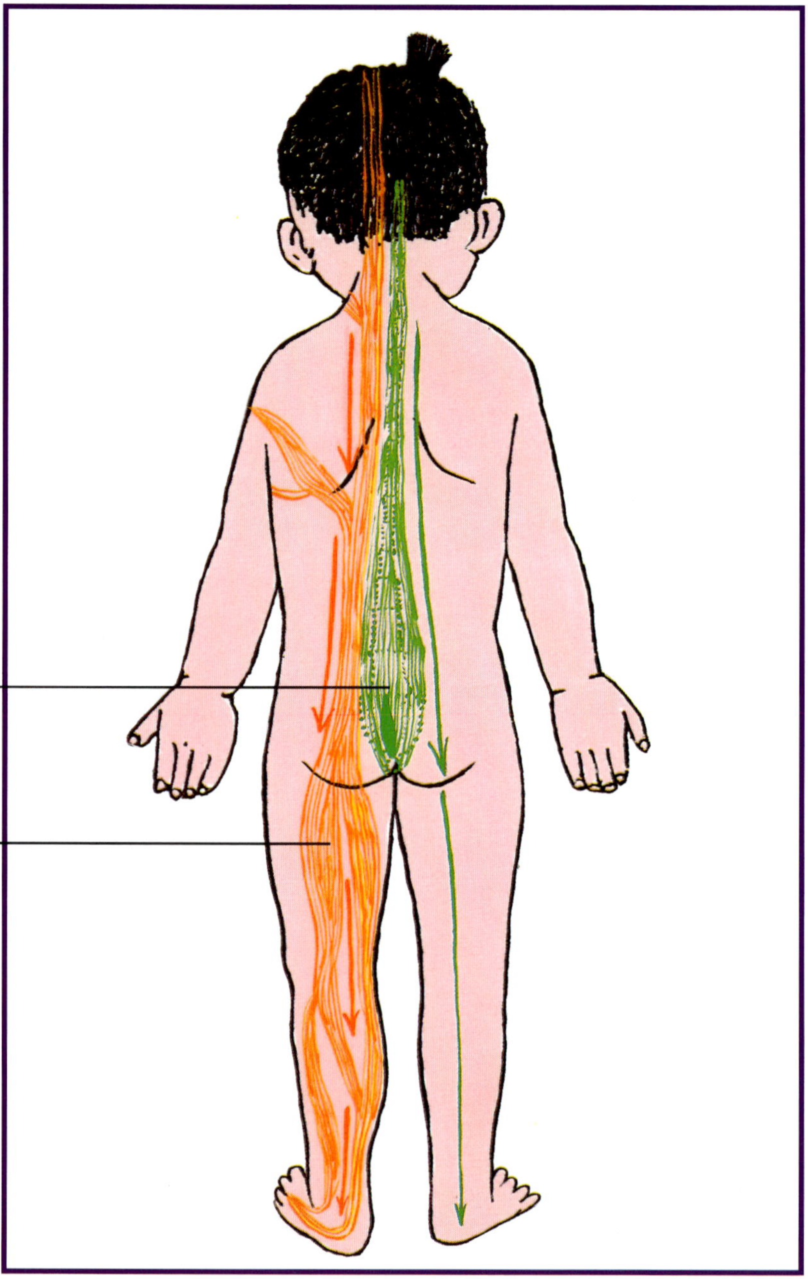

Der Rücken mit den bei Magen-Darm-Störungen wichtigen Muskelbahnen

Hauterkrankungen

»Der empfindlichen, zarten Haut des Kindes wird bei der sanften Kindermassage eine ganz besondere Aufmerksamkeit geschenkt.
Über die Haut bewirken wir schließlich mit unseren Händen die Heilungswunder.

Die Haut ist der Spiegel der Seele

Die Haut ist das größte Sinnesorgan und die natürliche Begrenzung zwischen der inneren und äußeren Welt des Kindes. Die Fähigkeit der Haut, als Schutzorgan zu wirken und als Aufnahmeorgan der intensivsten Zärtlichkeit zu dienen, erfordert alle Behutsamkeit bei ihrer Behandlung. Die Wechselwirkung zwischen Psyche und Haut ist von altersher bekannt. Sie ist der beste Spiegel der Seele. Ihre enge Verwandtschaft zum Nervensystem erklärt sich übrigens aus der Entwicklungsgeschichte des Menschen.

Ist die Haut in ihrer Aufnahme- oder Schutzfunktion gestört, dann gehören Neurodermits, Milchschorf, endogenes Ekzem, verschiedene Arten der Hautallergien zum Krankheitsalltag des betroffenen Kindes.
Die sanfte Kindermassage kann hier viel zur Heilung beitragen. Sie verbessert die Durchblutung, reichert dadurch die Haut mit Sauerstoff an, sie beschleunigt den lokalen Stoffwechsel und regt Abbau und Ausscheidung der schädlichen Stoffe an.

Die Milz, der Darm und die Leber gelten als die Organe mit dem größten Einfluß auf die Haut.
Sehen Sie sich das Bild an.

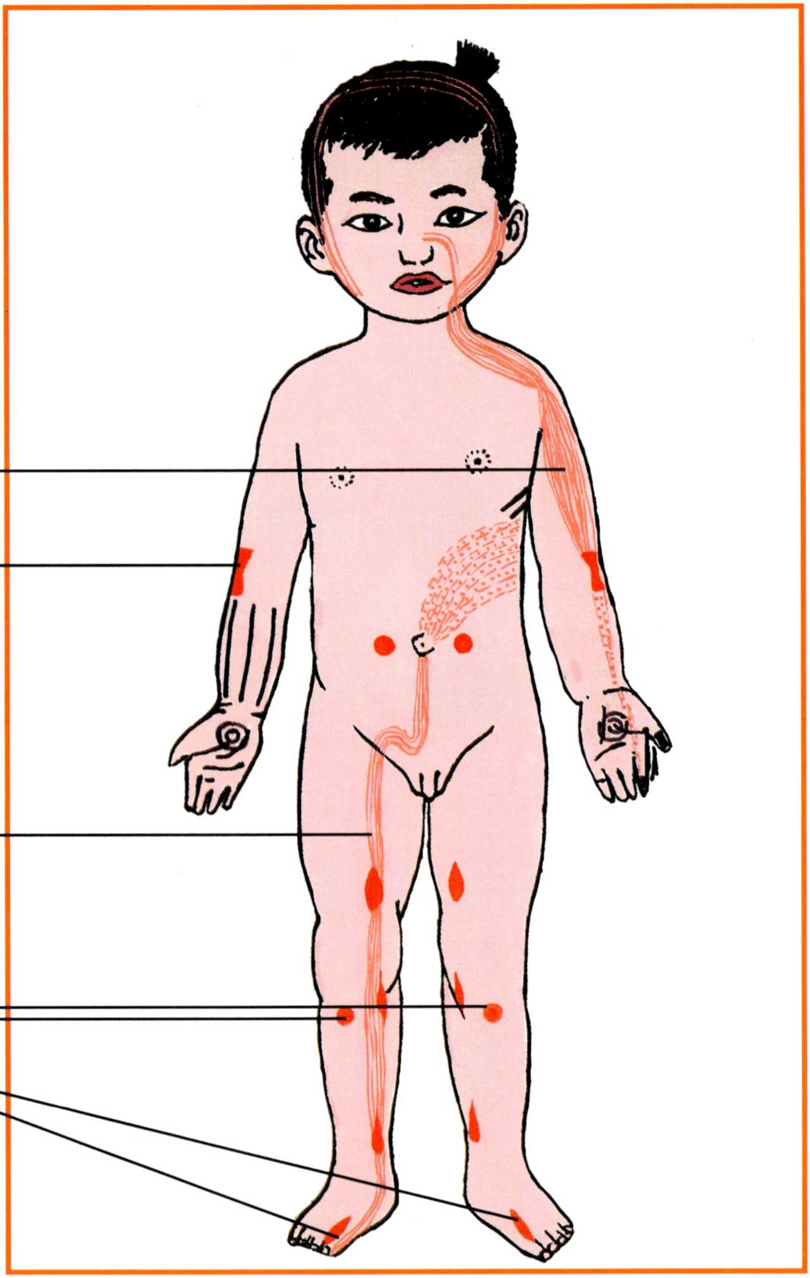

Die wichtigsten Areale und Muskelbahnen bei Hauterkrankungen

1. Behandlung der Hand und des Unterarmes

❶ Wie immer beginnen Sie mit dem **Grundgriff** der Kindermassage.
Die linke Hand des Kindes liegt jetzt stabil in der Ihren. Die Innenseite des Handgelenks ist nach oben gerichtet

❷ Massieren Sie kreisförmig mit ihrem Daumen die Innenseite des Handgelenks.

❸ Anschließend behandeln wir die **drei wichtigen Linien des Unterarmes** mit der Innenseite des Zeigefingers und des Mittelfingers. Zuerst massieren wir die mittlere Linie des Unterarmes, dann die innere Linie und zuletzt die äußere Linie. Jede Linie behandeln wir mindestens eine Minute lang.

Nachfolgend massieren wir das für die **Milz** zuständige Areal am Daumen. Das **Dickdarmareal** befindet sich an der Außenseite des Zeigefingers. Zwei weitere Dickdarmareale sind auf dem Handrücken zwischen Zeigefinger und dem Daumen sowie in der Armbeuge.
Anschließend massieren Sie eine halbe bis eine Minute lang das **Leberareal** des Zeigefingers und den Handinnenflächenkreis.

2. Massage der Muskelbahnen

Massieren Sie mit der ganzen Handfläche die Arme entlang der **Dickdarmmuskelbahn.** Beginnen Sie beim Zeigefinger auf dem Handrücken. Setzen Sie die Massage an der Außenseite des Ellbogengelenks fort, über Schulter, Hals, zum Gesicht und Nase. Traversieren Sie dann über den Kopf, um sich in einer Schleife mit der anderen Kör-

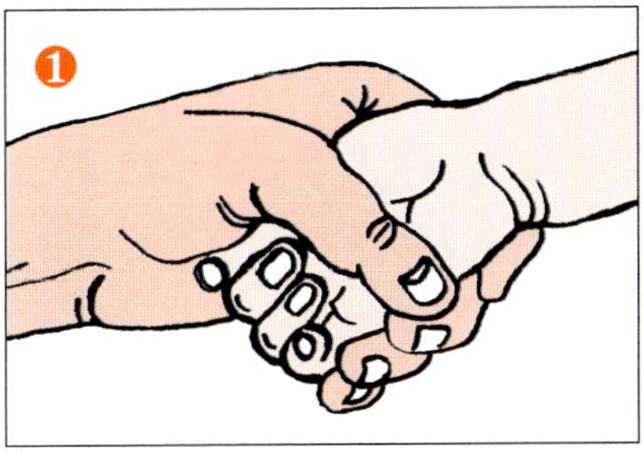

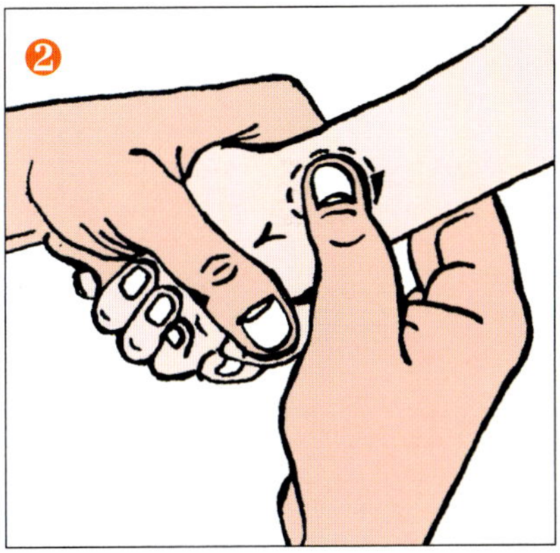

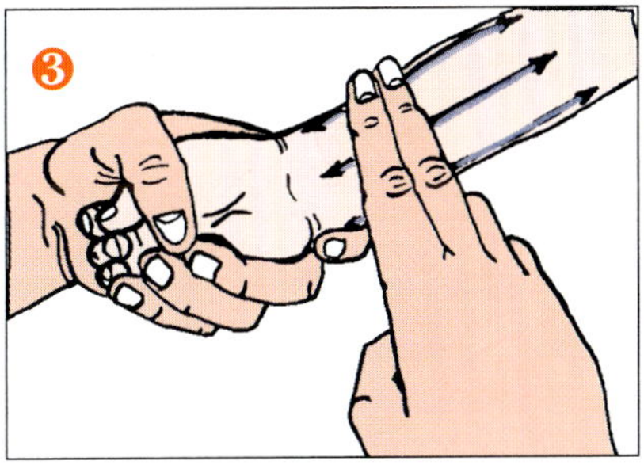

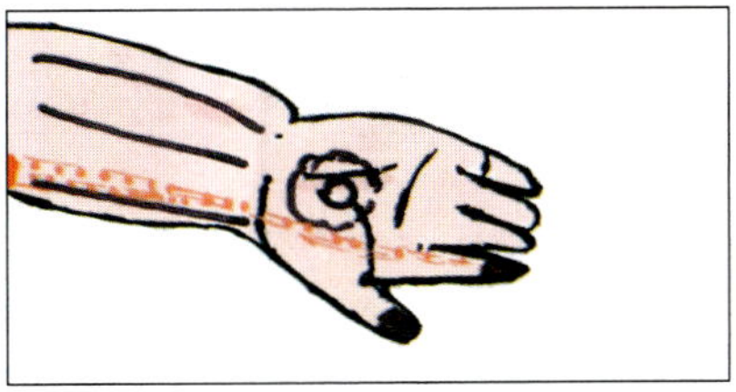

Die wichtigen Handareale

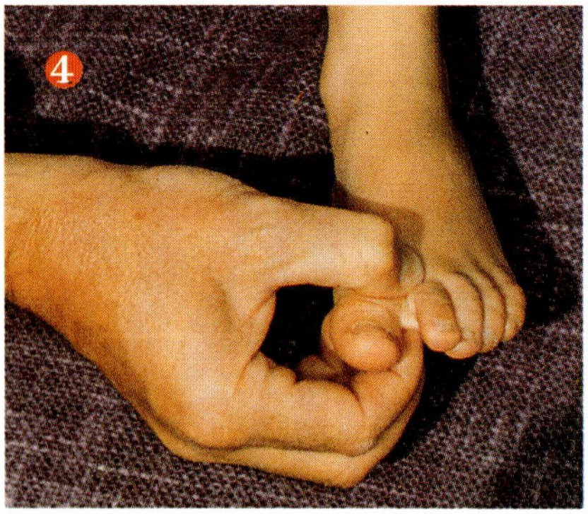

Behandlung des Leberareals

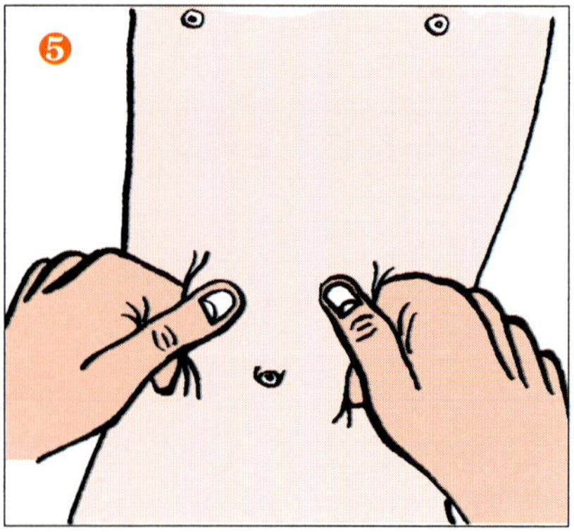

Harmonisierung der Atmung

perhälfte zu verbinden. Besondere Aufmerksamkeit schenken Sie dem **Dickdarmareal** an der Beugefalte der Ellbogenregion.
Dann massieren wir die **Milzmuskelbahn** von der großen Zehe bis zur Milzregion und schließen unter dem linken Rippenbogen ab.

❹ Behandeln Sie nun die **Areale der Leber** zwischen der großen und der zweiten Zehe, und massieren Sie das **Magenareal** unterhalb des Knies.

❺ Zur Harmonisierung der Atmung kneifen Sie mit dem Daumen und dem Zeigefinger beidseitig des Nabels.

Der Rücken
Auf dem Rücken des Kindes massieren Sie mit beiden Handflächen entlang der Wirbelsäule von oben nach unten mindestens fünf bis acht Mal die **Wirbelsäulenbahn** und die **Blasenmuskelbahn** vom Kopf bis zu den Fersen des Kindes. Betrachten Sie dazu die Abbildung auf der nächsten Seite.

Was Sie sonst noch tun können

Ich empfehle den Müttern, besonders auf die Umweltfaktoren zur achten. Aggressiv wirken auf die Haut die Schadstoffe aus der Luft, Konservierungsstoffe in Nahrung und Kleidung sowie chemische Zusätze im Trink- und Badewasser.
Ebenso belasten die Haut stark neuartige Keime und Bakterien sowie chloriertes Wasser in den öffentlichen Schwimmbädern. Manchmal verschlimmert sich die Hauterkrankung durch die Nebenwirkungen von Medikamenten und Impfstoffen.

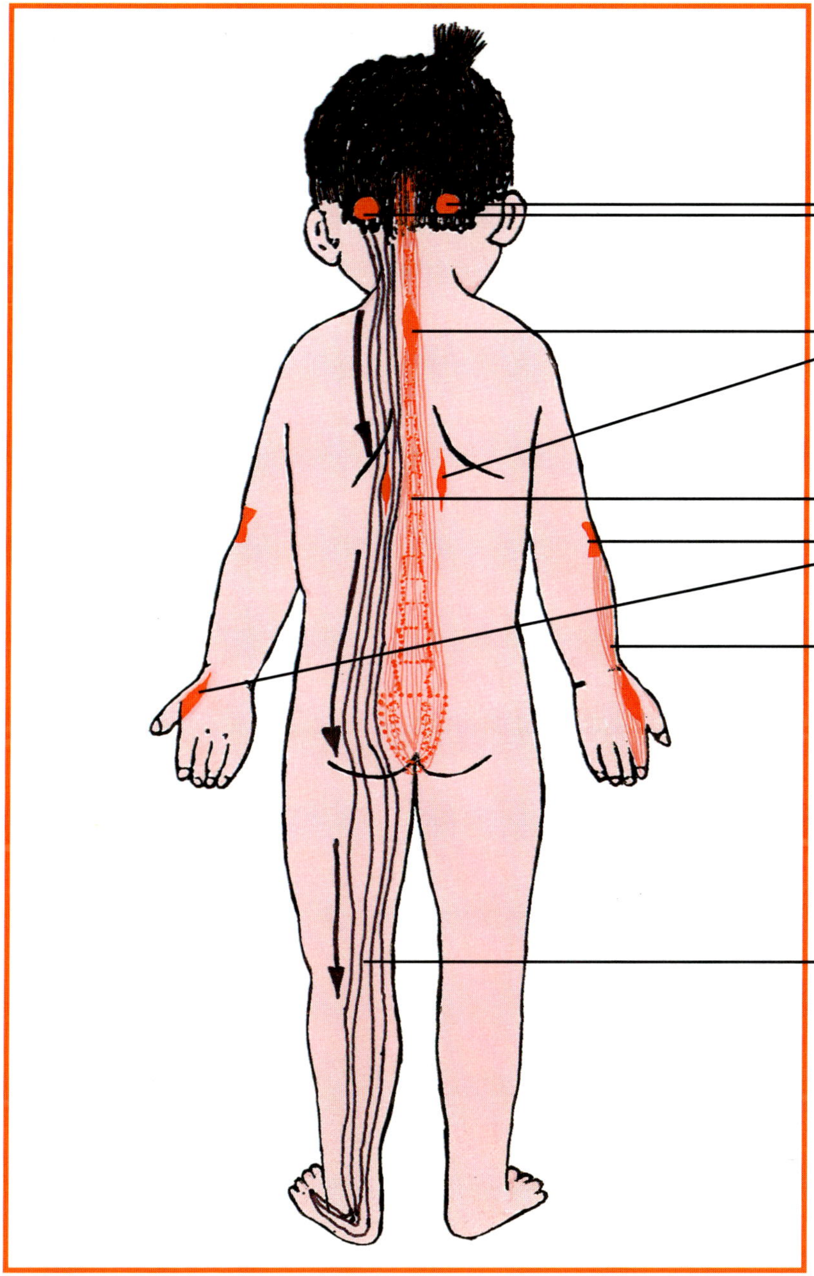

Der Rücken mit den bei Hauterkrankungen wichtigen Arealen und Muskelbahnen

Motorisch-muskuläre und spastische Störungen

Heute war unser letzter Tag bei Dr. Hong. Eine besondere Stimmung war in der schönen Kinderklinik spürbar.
Wir waren glücklich, einen außerordentlichen Lehrer gefunden zu haben und gleichzeitig zu wissen, daß die Zeit reif war, den eigenen Weg mit der sanften Kindermassage zu gehen.
Dr. Hong hatte auch heute einen frischen Arztmantel mit einem gestärkten Kragen angezogen.
Er führte uns in einen anderen Behandlungsraum, der nur für ausländische Patienten vorbereitet war.
Eine junge Frau aus Japan wartete mit ihrer kleinen Tochter, die mit einer muskulären Halbseitenspastik auf der Massagebank lag, auf ihn.
Dr. Hong sprach ein paar nette Worte zu ihr und ihrer Mutter, und wandte sich dann uns zu:

Ursache ist oft ein Geburtstrauma

»Diese Störungen entstehen meistens bei der Geburt des Kindes. Die Ursache ist oft Sauerstoffmangel in der kritischen Phase der Geburt oder beim Kaiserschnitt. Diese muskulären Schwächen werden meist dann erkannt, wenn das Kind sich zu bewegen beginnt. Es sei denn, die Störung ist wie hier bei diesem Kind besonders ausgeprägt.

Jetzt brauchen Sie viel Zeit und Geduld, denn so eine muskuläre Erkrankung behandeln wir sehr intensiv und lange.

Die Komplexität der motorisch-muskulären Störungen liegt darin, daß nicht nur die Muskeln, sondern auch die

Nervenbahnen und das Gehirn in ihrer funktionellen Einheit gestört sind. Mcist haben wir es mit den winzigen Unterschieden im Zusammenspiel von bestimmten Muskelgruppen zu tun, die in ihrer Feinmotorik beeinträchtigt sind.
Im schlimmsten Fall kann sich die Störung festsetzen. Dann ist die gesamte Muskulatur der rechten oder der linken Körperhälfte betroffen.
Da motorisch-muskuläre Störungen sehr komplex sind, ist die Behandlung von zahlreichen Arealen und Muskelbahnen notwendig.
Wir beginnen jedoch wie immer mit der Behandlung des Kinderhändchens und des Unterarmes mit dem Ihnen schon bekannten Plan.

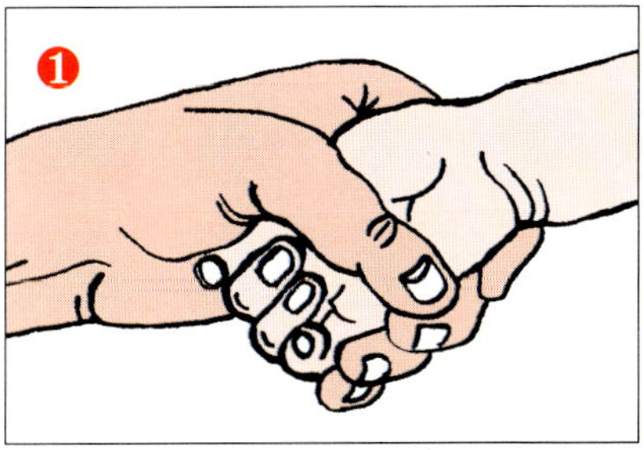

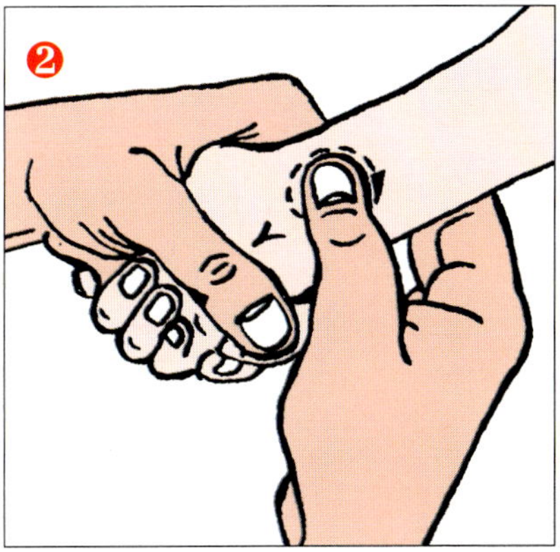

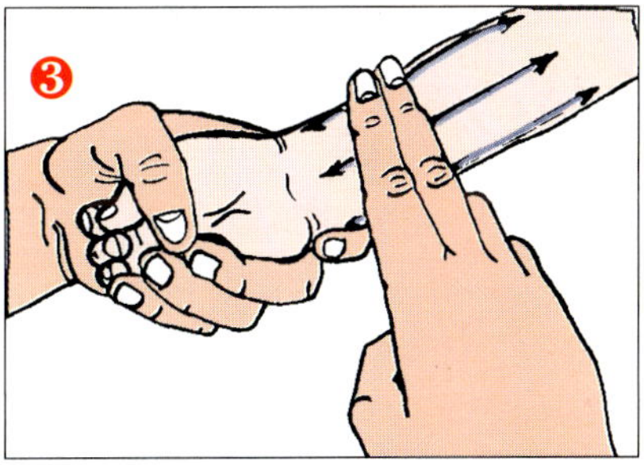

1. Behandlung der Hand und des Unterarmes

❶ Wie üblich beginnen Sie mit dem **Grundgriff** der Kindermassage.
Die linke Hand des Kindes liegt jetzt stabil in der Ihren. Die Innenseite des Handgelenks ist nach oben gerichtet.
❷ Massieren Sie kreisförmig mit ihrem Daumen die Innenseite des Handgelenks.

❸ Anschließend behandeln wir die **drei wichtigen Linien des Unterarmes** mit der Innenseite des Zeigefingers und des Mittelfingers. Zuerst massieren wir die mittlere Linie des Unterarmes, dann die innere Linie und zuletzt die äußere Linie. Jede Linie behandeln wir mindestens eine Minute lang.
Nachfolgend massieren wir die für die **Lymphe** sowie **Muskeln** und **Sehnen** zuständigen Areale am Ansatz des Ringfingers. Dann behandeln wir das **Nierenareal** des kleinen Fingers.

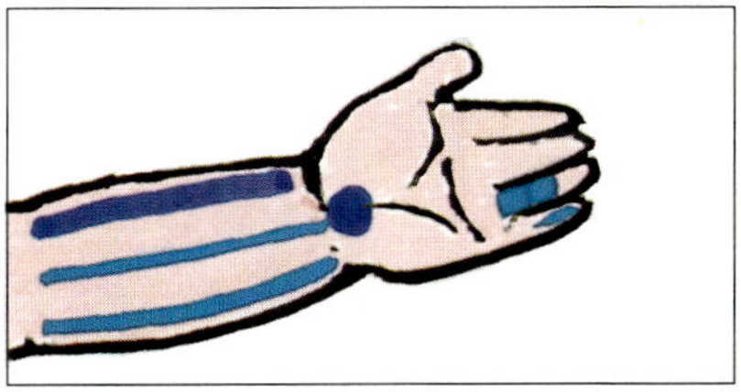

Die wichtigen Handareale

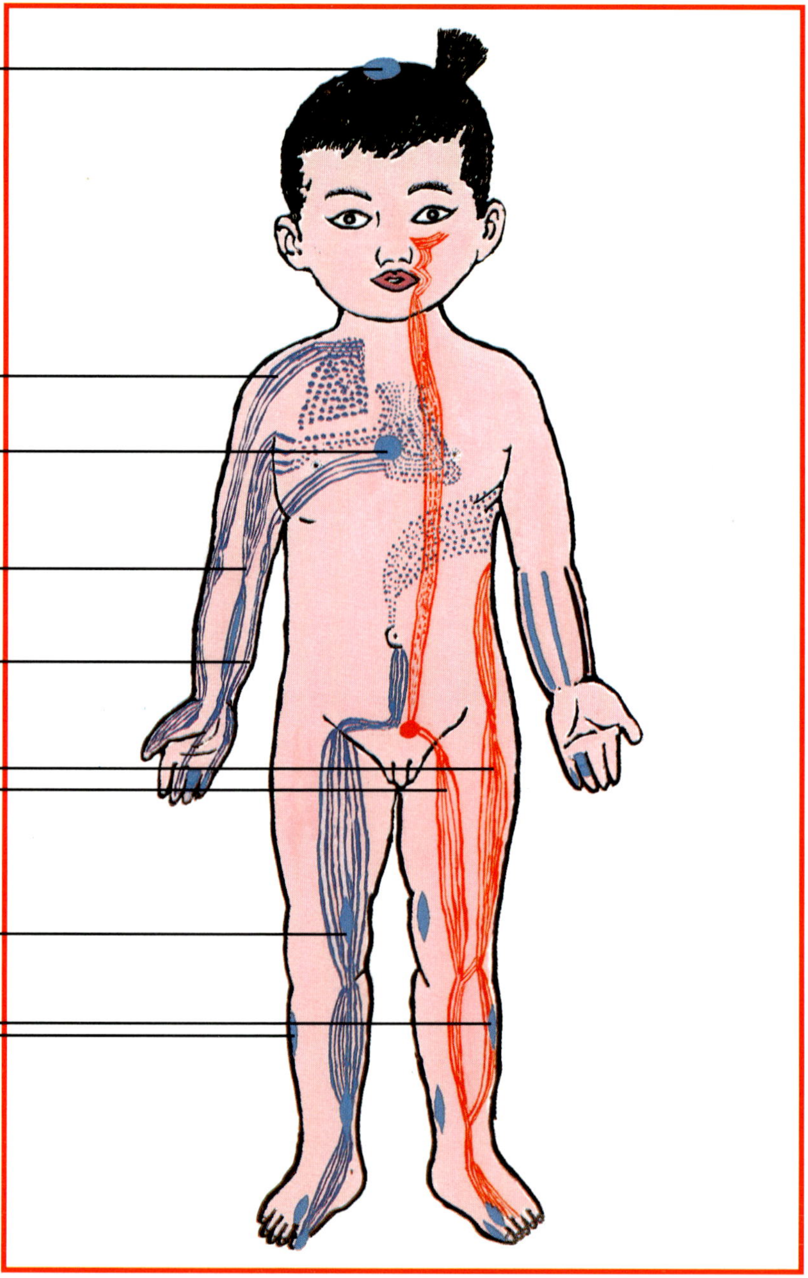

Die wichtigsten Areale und Muskelbahnen bei motorisch-spastischen Störungen

2. Behandlung der Muskelbahnen und Areale

Massieren Sie mit der ganzen Handfläche an den Armen der Reihe nach folgende Muskelbahnen:
1. die **Lungenmuskelbahn**, vom Daumen angefangen bis zum Schlüsselbein des Kindes
2. die **Herzbeutelbahn**, auf der Innenseite des Mittelfingers beginnend, entlang der Innenseite des Armes, in einer breiten Schleife über der Brust endend.
3. die **Herzmuskelbahn**, vom kleinen Finger beginnend, bis zur Herzregion in der Mitte der Brust. Hier befindet sich das Herzareal (eine halbe Minute lang).
4. die **Milzmuskelbahn,** von der großen Zehe bis zur Milzregion, unter dem linken Rippenbogen endend, sowie die **Magenmuskelbahn** vom Fußrücken bis zum Gesicht.
5. die **Areale der ❹ Leber** zwischen der großen und der zweiten Zehe, und massieren Sie das **Magenareal** unterhalb des Knies.

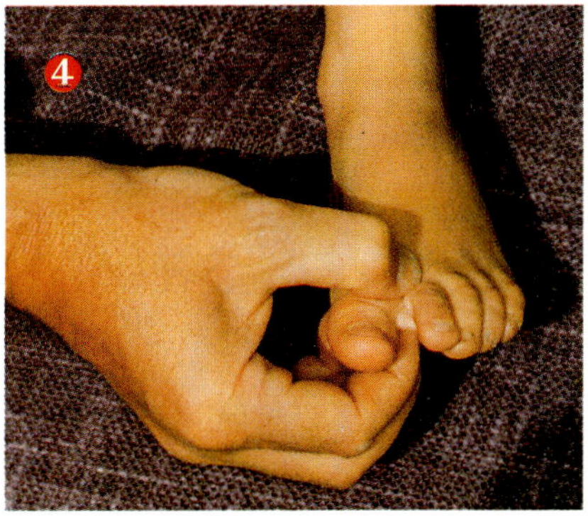

Behandlung des Leberareals

❺ Zur Harmonisierung der Atmung kneifen Sie mit dem Daumen und dem Zeigefinger beidseitig des Nabels.

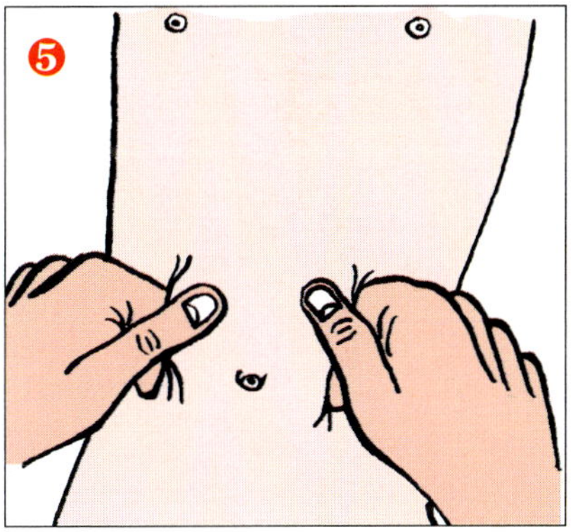

Ihr Kind kann sich jetzt auf den Bauch legen. Auf dem Rücken massieren Sie mit beiden Handflächen an der Wirbelsäule entlang, von oben nach unten, mindestens fünf bis acht Mal die **Wirbelsäulenmuskelbahn.**
Im Anschluß behandeln wir die motorischen **Wirbelsäulenareale,** die direkt über der Wirbelsäule liegen, in der Höhe der Halswirbelsäule, zwischen den Schulterblättern und auf der Höhe der Nieren. Ein wichtiges Areal liegt auch am Ende der Wirbelsäule des Kindes. Behandeln Sie dieses empfindliche Areal sanft, mit kreisförmigen Massagebewegungen.

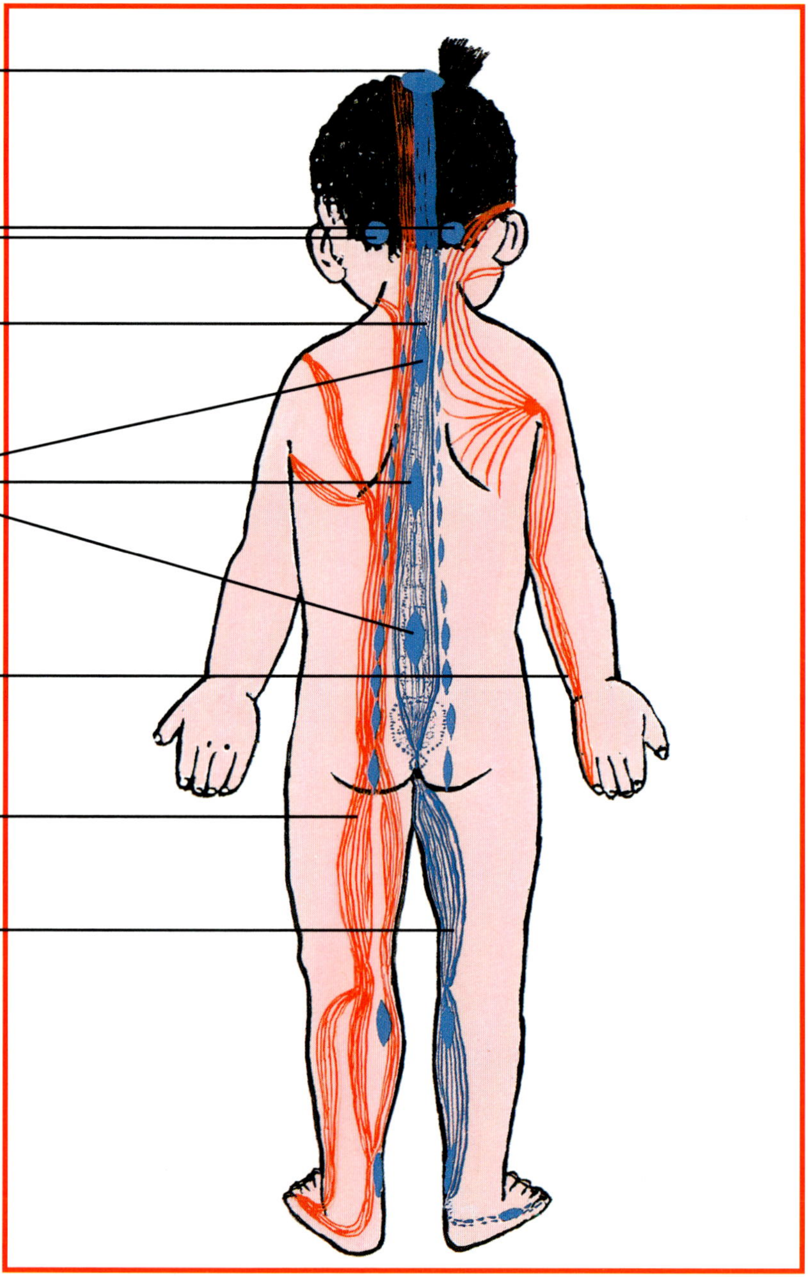

Der Rücken mit den bei motorisch-muskulären und spastischen Störungen wichtigen Arealen und Muskelbahnen

Nun massieren wir die **Dünndarmbahn:** Wir beginnen an der Außenseite des kleinen Fingers und gehen über den Ellbogen, die Schulter, den Hals, bis zum Ohr des Kindes. An der Kopfspitze massieren wir das **Wachstumsareal** und gehen dann zu den **Gallenblasenarealen** über. Anschließend behandeln wir die **Nierenmuskelbahnen** auf den Innenseiten der Beine. Zum Abschluß massieren wir die **Blasenmuskelbahn** vom Kopf bis zu den Fersen des Kindes mindestens fünf bis acht Mal.«

»Warum behandeln wir so viele Muskelbahnen bei der motorisch-muskulären Erkrankung?«,

Warum wir bei motorisch-muskulären Störungen so viele Muskelbahnen massieren

»Die **Lungen- und Herzmuskelbahnen** massieren wir, um Einfluß auf Atmung und Kreislauf zu nehmen. Die **Magen-** und **Milzmuskelbahnen** sind wichtig für die Ernährung und Kräftigung der Muskulatur. Die **Dünndarmbahn** sprechen wir wegen ihrer Verbindung zum Ohr und dem Gleichgewichtsorgan an. Die **Nieren-** und **Blasenmuskelbahnen** behandeln wir wegen ihrer zahlreichen Verbindungen zum Gehirn. Die **Wirbelsäulenmuskelbahn** beeinflußt wegen ihrer unzähligen Nervenverbindungen die Muskeln und ihre Bewegungsabläufe.«
Überrascht sahen wir jetzt das Kind an. Es schien nach der Behandlung mehr Kraft zu haben. Sein Gesicht strahlte. Wir waren betroffen und fasziniert.
»Das ist erst der Anfang. Je häufiger Sie eine motorisch-muskuläre Störung behandeln, desto größer wird ihr Erfolg sein.«
Dr. Hong lächelte warmherzig.
»Ich habe Ihnen jetzt das Rüstzeug gegeben, um diesen Schatz in die Welt zu tragen. Helfen Sie vielen Kindern damit. Und vergessen Sie nicht die alte chinesische Weisheit: »Nur das, was man weitergibt, darf man behalten.«

Die medizinische Relevanz der Kindermassage

Die medizinische Relevanz der Kindermassage wird im Jahre 500 vor Christi im klassischen Buch des Gelben Kaisers erstmals beschrieben und gilt seitdem als wichtige Säule der Traditionellen Chinesischen Medizin. Die körperliche Behandlungsweise mit den Händen wird darin TUINA benannt, was soviel wie »Schieben« und »Greifen« bedeutet.

Die sanfte Heilmassage verschafft durch die große Leitfähigkeit der Hautrezeptoren die Möglichkeit einer indirekten Therapie der inneren Organe

Die Kindermassage wird sanft auf der Haut, der Oberfläche des Körpers, über die sich in der intensiven Entwicklung befindenden Muskelbahnen ausgeführt. In besonderer Weise werden Areale des Körpers, die wegen ihrer funktionellen Zugehörigkeit zu den inneren Organen ein vermehrtes Gefäßnetz mit zahlreichen Hautrezeptoren und besondere Leitfähigkeit für zugeführte Impulse besitzen, mit unterschiedlichen Massagetechniken behandelt.

Ihr theoretischer Hintergrund entspricht weitgehend den Grundlagen der Traditionellen Chinesischen Medizin, berücksichtigt jedoch die Merkmale der kindlichen Erscheinungsweisen des Wachstums, der geistigen Entwicklungsstufen und der spezifischen physiologischen Bedürfnisse, von der Geburt an, zum Kleinkindesalter, bis zur Pubertät.
Ihr Wirkungsmechanismus zeigt sich durch die Vermehrung der Durchblutung der Haut, Muskeln und reflekto-

risch der inneren Organe. Gleichzeitig erfolgt eine Tonisierung der Sehnen und des Bindegewebes. Zusätzlich wird der lymphatische Fluß beschleunigt und somit eine relative Vermehrung der weißen Blutkörperchen in der Peripherie beobachtet. Die Atmung normalisiert sich, sie wird rhythmischer, tiefer und voluminöser. Daraus resultiert eine Beschleunigung des Stoffwechsels, und es kommt zu einer effizienten Ausscheidung der belastenden Stoffe. Die Wirkung auf das Nervensystem zeigt sich in einem manifesten Beruhigungseffekt auf das Kind. All diese Wirkungsmechanismen unterstützen indirekt die Effizienz des kindlichen Immunsystems.

Die sanfte Heilmassage stärkt das Immunsystem

Schon das neugeborene Kind kann mit der Kindermassage vorsichtig unterstützt werden. Zwar besitzt das Kind zirka drei bis sechs Monate nach der Geburt den immunologischen Schutz, den es als Antikörper über die Nabelschnur von der Mutter bekommen hat, jedoch in der Zeit, wo der übertragene immunologische Schutz zu wirken aufhört, kann das kleine Kind eine individuelle Immunsystemstimulierung durch die Kindermassage sehr wohl brauchen.

Die Adaptation des Kindes an seine Umwelt beginnt schon während der Geburt, so daß die Art und Weise sowie die Umstände der Geburt auf den Körper des Kindes, seine Vitalität, Wachstumsfähigkeit, Entwicklungsdynamik und sein Schicksal einen großen Einfluß haben.

Die Geburt bedeutet nicht nur eine große energetische Herausforderung für die Frau, die die restlichen, nach der langen Schwangerschaft verbleibenden Reserven für die mehrere Stunden dauernde Geburt oder den soge-

Komplikationen bei der Geburt

nannten Kaiserschnitt bereitstellen muß, sondern auch das größte traumatische Erlebnis in dem bisherigen, zirka neunmonatigen Leben des Kindes. Das Kind muß sich nicht nur während der gesamten Geburt mit den heftigen Stößen der wehenden Gebärmutter fortbewegen, sondern auch trotz des Sauerstoffmangels (die Nabelschnur wird regelmäßig im Takt der Wehen zugedrückt) eine Serie von hochkomplizierten Kopfbewegungen im Geburtskanal ausführen. Sein Schädel muß durch die regelmäßigen, den Wehen entsprechenden Preßbewegungen, sowohl den Geburtskanal bis auf die Größe seines Köpfchens ausweiten, als auch in der Schlußphase eine Halbdrehbewegung und Anziehen des Kopfes tief an die eigene Brust vollziehen, um mit seiner Kopfspitze in den ausgeweiteten Geburtskanal einzugleiten. Das ist der wichtigste und gleichzeitig der aufwendigste Teil der Geburt, und häufig kommt es genau hier, in diesem Moment, zu den bekannten Komplikationen, da beide, die Mutter und das Kind, in dieser Phase muskulär sehr beansprucht sind. Manchmal gelingt dem Kind die vollständige Drehbewegung und das Andrücken des Kopfes an die Brust nicht vollständig, so daß der halb angedrückte Kopf nicht in den vorbereiteten Geburtskanal paßt. Die daraus resultierende exzentrische Kopflage des Kindes bedingt die weitere unpräzise Geburtsbewegung, die meistens Komplikationen mit sich bringt. Es kommt zum Abfall der Herzfrequenz des Kindes, der den progressiven Sauerstoffmangel manifestiert, so daß die Geburt häufig durch den notfallmäßigen Kaiserschnitt abgekürzt werden muß.

Die zweite mögliche Komplikation besteht darin, daß sich die Nabelschnur im Geburtskanal, also im Wege des Kindes befindet und durch die Fortbewegung des Kindes zunehmend zugedrückt wird. In dieser Situation macht sich der Stauerstoffmangel noch schneller durch die abfallende Herzfrequenz des Kindes bemerkbar, da die gesamte Blutversorgung des Kindes auch während der Geburt über die Nabelschnur stattfindet. Auch hier erfolgt die notfallmäßige Kaiserschnitt-Operation. In beiden Situationen haben wir es mit einem längeren Sauerstoffmangel des Kindes zu tun und einer muskulären Überanstrengung, vor allem im Bereich der Halsmuskulatur . Diese Kinder beginnen sofort zu reagieren, beispielsweise entspannen sie sich, wenn man sie am Hals nur leicht mit der Hand berührt.

Der langanhaltende Sauerstoffmangel bei der Geburt betrifft vor allem das Gehirn des Kindes und manifestiert sich meistens als globale verspätete Entwicklung, motorische Störungen der Muskeln, die an das Gehirn gekoppelt sind oder auch als motorisches Ungleichgewicht der Muskulatur (rechts, links oder umgekehrt), je nachdem, welche Hälfte des Gehirns während der Geburt überwiegend vom Sauerstoffmangel betroffen war. Diese Kinder benötigen sehr früh schon, sogar in den ersten Tagen nach der Geburt, neben aktiven Muskelübungen, die auf den neurologischen Grundlagen basieren, die Kindermassage, um sich normal zu entwickeln. Ansonsten wird die Störung erst dann manifest, wenn das Kind zu laufen und zu sprechen beginnt. Diese Verspätung macht dann die folgenden Behandlungen schwieriger, da die Störung im Körper des Kindes durch die lange Zeit buchstäblich »inkorporiert« ist.

Ein Geburtstrauma kann gelöst werden

In den späteren Lebensphasen des Kindes ist es immer wieder hilfreich, die Kindermassage anzuwenden, sei es zur Kinderpflege oder zur Unterstützung von intensiven

Lebens- und Wachstumsphasen, in denen das Kind sowohl physisch und psychisch sehr beansprucht wird.

Die Diagnose einer Krankheit sollte dem heilkundig tätigen Arzt überlassen werden, damit garantiert ist, daß alle zur Verfügung stehenden Heilmethoden, sowohl der traditionellen Medizin als auch der Medizin der Neuzeit, segensreich und wirksam zum Wohle des Kindes eingesetzt werden können.

Die sanfte Heilmassage für Kinder kann praktisch jede Therapieform ergänzen

Die Kindermassage kann als unterstützende Maßnahme neben den bekannten Therapieformen, wie z. B. ärztliche Behandlung, medikamentöse Behandlung, physikalische Behandlung, klimatische Behandlung, bei fast jeder Erkrankung angewendet werden, außer bei schweren Hauterkrankungen mit offenen Stellen (Wunden, Verbrennungen usw.). Sie ist einfach und frei von Nebenwirkungen. Das Kind kooperiert gern bei der Behandlung, weil die Behandlungstechniken angenehme Gefühle auf der Oberfläche des Körpers vermitteln.

Informationen

über Veranstaltungen und Ausbildungsseminare der Autoren und zu unserem Verlagsprogramm erhalten Sie auf Anforderung von:

Verlag Peter Erd
Gaißacher Straße 18
81371 München
Tel. (089) 725 30 04
Fax (089) 725 01 41

Hilfe im Alltag mit der ABC-Reihe

Bach-Blüten-ABC

Der praktische Ratgeber: Schlagen Sie einfach nach, welche Blüten oder Blütenkombinationen in Ihrer Situation hilft!

160 Seiten, kartoniert
ISBN 3-8138-0406-2

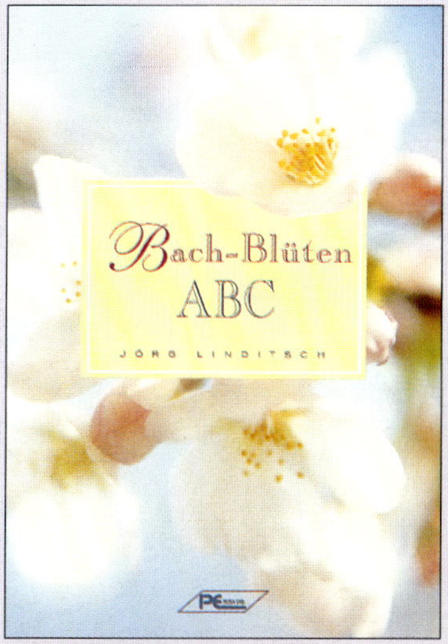

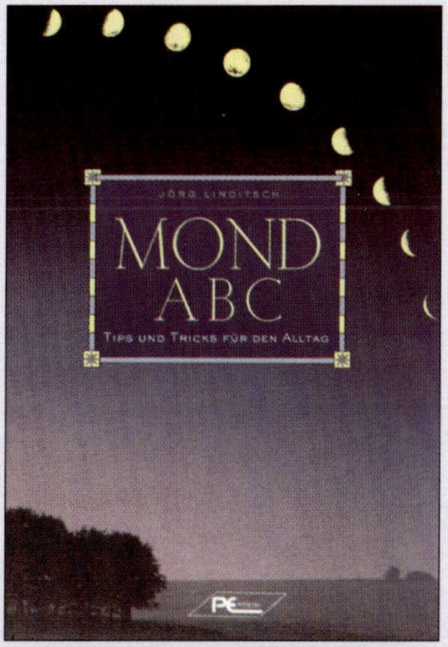

Mond-ABC

In diesem Buch finden Sie zu fast allen Lebenslagen Tips und Tricks für ein besseres Leben nach dem Mond.

128 Seiten, kartoniert, mit Mondkalender
ISBN 3-8138-0407-0

ABC der Aromatherapie

Heilen Sie sich selbst mit Düften und Aromen! Dieses Buch gibt Tips zu allen Anwendungen

120 Seiten, kartoniert
ISBN 3-8138-0440-2

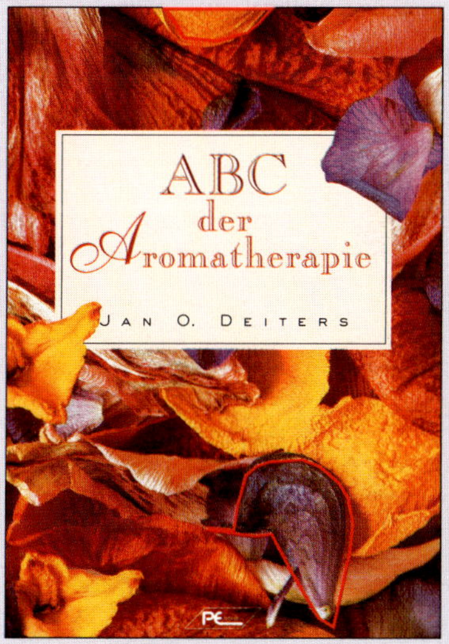

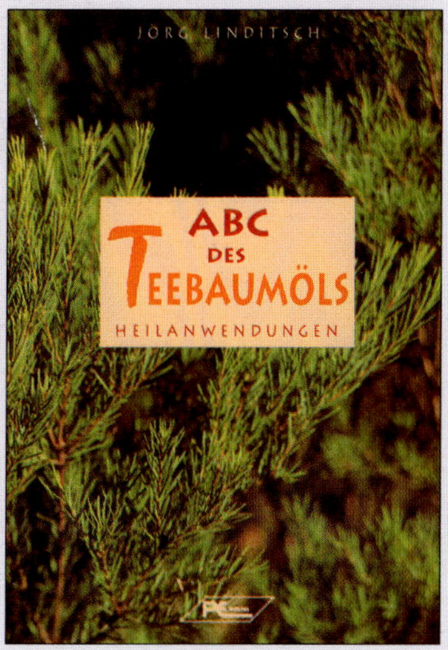

ABC des Teebaumöls

Alle Teebaumöl-Anwendungen auf einen Blick! Dieses ideale Nachschlagewerk für Ihre Hausapotheke gibt aber auch Tips aus anderen Bereichen der Naturmedizin.

120 Seiten, kartoniert
ISBN 3-8138-0429-1

Fordern Sie das kostenlose Gesamtverzeichnis an bei:
Verlag Peter Erd, Gaißacher Straße 18, 81371 München
Tel. (089) 725 30 04, Fax (089) 725 01 41

Sanftes Heilen mit »Reiki«

Reiki– Heile Dich selbst

Dieses Reiki-Standardwerk ist seit Jahren ein Bestseller! Hier erfahren Sie alle Grundlagen, um sich und anderen mit Reiki zu helfen.

250 Seiten, kartoniert
ISBN 3-8138-0213-2

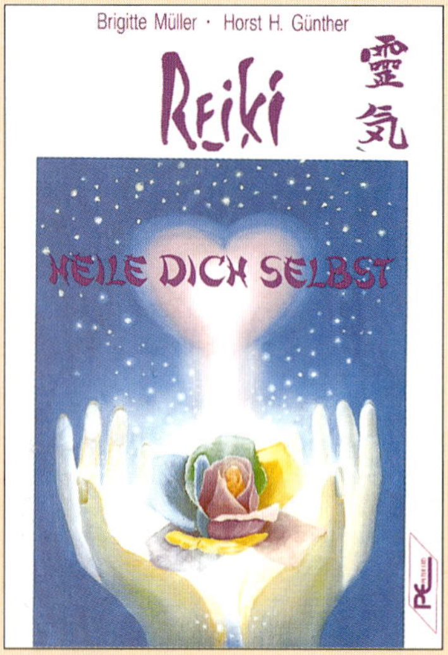

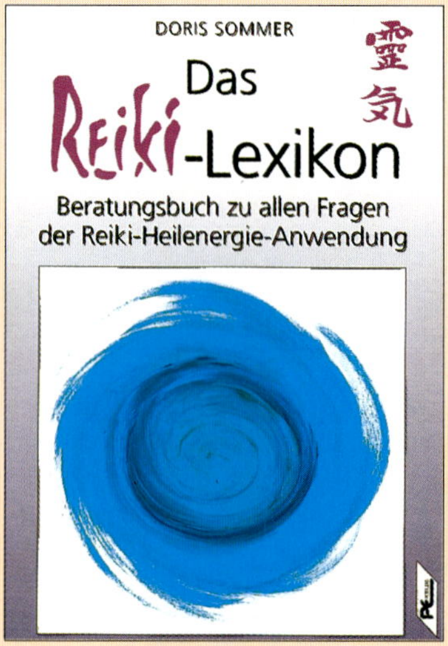

Das Reiki-Lexikon

Dieses Buch ist ein praktischer Leitfaden und leistet auch in schwierigen Lebenssituawertvolle Hilfe.

256 Seiten, kartoniert,
ISBN 3-8138-0390-2

Reiki in der Schwangerschaft

Mit diesem Buch lernen Sie, wie Sie sich mit Reiki auf Ihr Kind emotional einstimmen, ihm Heilenergie zuführen und sogar die Ge-burt erleichtern können.

142 Seiten, kartoniert
ISBN 3-8138-00370-8

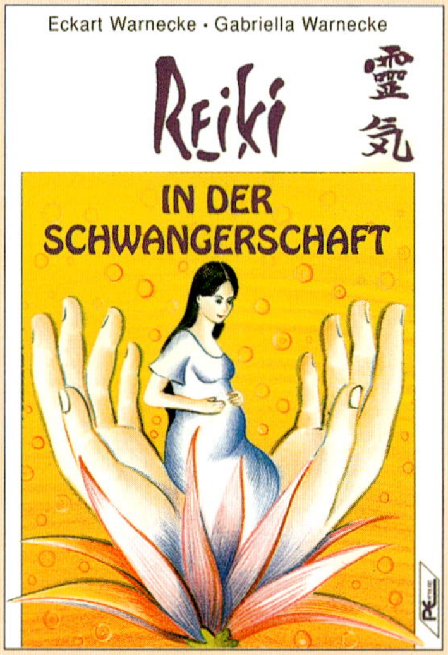

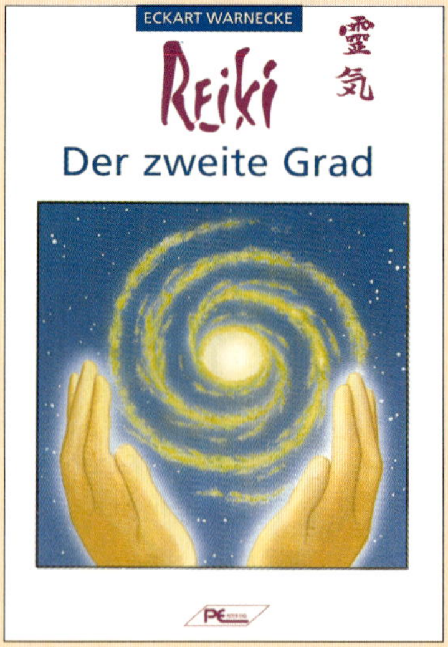

Reiki – der zweite Grad

Das Handbuch zum zweiten Grad in kurzer Zeit ein Bestseller geworden! Eckart Warnecke beschreibt ausführlich alle Anwendungen von Reuki II.

171 Seiten, kartoniert
ISBN 3-8138-0410-0

Fordern Sie das kostenlose Gesamtverzeichnis an bei:
Verlag Peter Erd, Gaißacher Straße 18, 81371 München
Tel. (089) 725 30 04, Fax (089) 725 01 41